Te 23
315

MÉDECINE NATURELLE

COMPARÉE A LA

MÉDECINE ORDINAIRE ou EMPIRIQUE

DANS LA

MALADIE VÉNÉRIENNE,

SOUS LE RAPPORT

DES SUCCÈS ET DES FRAIS DU TRAITEMENT;

Par L.-V. BÉNECH,

Docteur en médecine de la Faculté de Paris et ex-professeur de pathologie interne.

Depuis longtemps je désirais publier mes idées sur la syphilis, afin de démontrer les erreurs qui existent sur cette maladie, et aujourd'hui je remplis cette tâche. Si je fais intervenir M. Ricord dans cet écrit, c'est parce que j'ai pour but de combattre ses idées sur ce sujet, et de faire connaître combien elles sont dangereuses. Tel est ce motif, et si je termine cet écrit en disant à M. Ricord que je suis prêt à justifier au lit du malade ce que j'avance, c'est afin de détruire plus vite l'empirisme médical dans cette partie de la médecine. J'entre en matière.

La fièvre, l'hypocondrie et la folie exceptées, la syphilis est la maladie sur laquelle on déraisonne davantage, et que l'on soumet à l'empirisme le plus dégoûtant et le plus dangereux à la fois, parce qu'on l'isole trop d'une foule d'autres maux auxquels elle ressemble plus qu'elle n'en diffère; qu'on méconnaît ses véritables causes ; qu'on ne conçoit pas que ses symptômes sont un remède contre une maladie interne, et que sous son nom on groupe plusieurs maladies différentes dont on forme un monstre inaccessible à l'intelligence. Si l'on eût reconnu ces vérités, jamais cette maladie n'eût été regardée comme importée d'Amérique en Europe, mais comme aussi ancienne que le monde, et le médecin, loin de séparer des amants, de porter le mépris et des discordes chez des époux, eût employé le véritable remède du mal et conservé le bonheur et la santé d'une foule d'individus.

Depuis l'existence de la maladie vénérienne des docteurs ont composé de gros volumes sur ce fléau. Cependant, si on l'avait considéré ainsi que je viens de le dire, vraisemblablement on ne raisonnerait pas encore en aveugle sur ce sujet, et alors le mercure, la salsepareille, le muriate d'or, les sirops de toute espèce, les robs, ainsi que toutes les drogues introduites dans la pratique par des charlatans, des membres des facultés ou des académiciens, ne viendraient pas ajouter au mal ou le prolonger, ou le rendre mortel.

Ce que j'avance est positif; par une conséquence qui en découle, en imitant la nature, tous ces prétendus maux si graves s'effacent presque à volonté; mais est-ce cette marche que suit le chirurgien de l'hôpital des Vénériens? Armé des principes communs à toutes les maladies, et de faits, je vais chercher à résoudre cette question; travail que je diviserai selon les variétés principales de la syphilis :

DE LA BLENNORRHAGIE AIGUE

CHEZ L'HOMME,

appelée vulgairement chaudepisse.

La blennorrhagie aiguë chez l'homme se manifeste par des envies fréquentes d'uriner, un picotement dans le canal de l'urètre pendant et après le jet de l'urine, et un écoulement laiteux dans les premières vingt-quatre heures. La fièvre se fait ensuite sentir, l'écoulement devient épais, d'un jaune foncé, abondant et très-douloureux. Au fur et à mesure que le principe du mal tarit, tous ces symptômes disparaissent, la fièvre s'éteint la première, les envies d'uriner se calment, les douleurs se taisent, et l'écoulement en reprenant sa teinte primitive diminue aussi et disparaît.

Des causes de la blennorrhagie.

Quelles sont les causes de cette maladie? Le plus grand nombre des auteurs, et par conséquent des médecins, l'attribuent à un virus, et cette opinion est basée sur ce que le plus grand nombre de ces écoulements se montrent à la suite d'embrassements suspects. Mais interrogez les faits, et leur langage démentira d'abord cette opinion. Deux hommes de trente-cinq à quarante ans embrassent la même femme mariée, remarquable par une taille presque petite, fortement organisée, par des cheveux noirs et une expression vitale rare. Quelques jours après tous les deux accusent la blennorrhagie la plus violente. Le cas se présentait dans un village ; bientôt le scandale court de porte en porte ; le mari trompé, instruit de son affront, éprouve la même maladie et emmène sa femme chez moi pour la faire visiter. La femme est bien explorée, et je n'observai nulle part la trace de la plus légère maladie.

J'ai été consulté par une femme de trente ans environ pour savoir comment il se faisait que n'ayant aucune trace de fleurs blanches ou de toute autre maladie, qu'étant complétement saine, elle avait néanmoins été accusée par quarante hommes infectés disaient-ils par elle, soit de blennorrhagie, soit de chancres, etc. Il y a peu de temps, j'ai traité un homme marié atteint d'une blennorrhagie qui durait depuis plusieurs mois et qu'il ne pouvait attribuer à aucune fréquentation vénérienne, puisque longtemps avant l'apparition de sa maladie, il n'avait pas embrassé de femme. A ces faits nous pouvons ajouter les suivants, c'est que sur une foule d'individus qui embrassent la même femme, un ou deux individus au plus sont infectés, tandis que le reste est exempt de tout symptôme. Dans ma pratique j'ai donné mes soins à deux hommes qui, chaque fois qu'ils étaient atteints du catarrhe urétral presque violent, étaient aussi atteints de catarrhe pulmonaire très-prononcé qui disparaissait en même temps que le premier. Tous les jours on est témoin de ces écoulements que l'on ne peut attribuer à aucun rapprochement vénérien; ces faits que je cite sont connus, et par conséquent on ne peut admettre un virus pour cause unique de la blennorrhagie? Sans doute on ne peut nier que, dans des cas de blennorrhagie, les absorbants n'enlèvent parfois une matière qui, introduite dans le torrent circulatoire, ne surexcite le canal de l'urètre pour aider l'organisme à se débarrasser d'un principe de maladie; la nature nous donne cet exemple; mais ce principe peut exister indépendamment de toute absorption, ce que prouvent les faits multipliés, et alors que devient le virus constant de la blennorrhagie? Une preuve de plus que l'on ignore que deux maladies identiques, sous le rapport des symptômes, sont dues à des causes qui ne sont pas les mêmes, et que ce qu'on nomme virus est loin d'être toujours la cause de la blennorrhagie.

M. le chirurgien Ricord admet que la blennorrhagie n'est pas une maladie virulente, et pour justifier cette opinion, il en appelle à l'inoculation du pus d'un chancre qui reproduit le chancre, tandis que le pus de la blennorrhagie inoculé ne reproduit pas de traces de cette maladie. Mais on ne peut pas inoculer le pus de la blennorrhagie dans le canal de l'urètre; cette inoculation n'imite pas la nature; elle n'établit pas toutes les conditions que celle-ci exige pour donner naissance à la gonorrhée, et par conséquent on ne peut rien conclure de cette inoculation. D'ailleurs qu'ont produit jusqu'à ce jour toutes ces expériences? Des résultats nuls ou des erreurs funestes.

Ce n'est pas avec de pareilles idées que l'on peut combattre avec succès les idées généralement admises autrefois comme aujourd'hui sur la cause de la blennorrhagie, surtout quand on observe qu'en combattant cette maladie par le copahu ou les astringents; la blennorrhagie en diminuant ou en disparaissant donne souvent lieu à des chancres, ou à des ulcères, ce qui ne saurait être si elle n'avait pas quelques caractères de la nature des chancres.

Nous disons que les organes générateurs étant recouverts à l'intérieur d'une membrane muqueuse qui est une véritable peau, on doit admettre que par cette membrane les organes sont préservés du danger des corps étrangers, comme les organes subjaccents à la peau les font à leur tour de ces mêmes corps, si l'on raisonne par induction. Les élèves en médecine vivent dans les amphithéâtres où souvent ils touchent à des chairs pourries sans le moindre danger, et pourquoi n'en serait-il pas de même pour les muqueuses de la génération. On ne cite pas d'exemples d'élève en médecine qui ait jamais été affecté par le contact de ces corps tant que la peau n'était pas lésée, et encore

une fois, puisque la nature n'a qu'un plan général, comment pourrait-on admettre que la blennorrhagie fut si commune? Sans doute lorsque la peau est lésée, si la plaie est mise en contact avec les matières étrangères, il peut survenir des maladies graves et il est facile de suivre le mal dans son développement, mais avant le plaisir vénérien il n'existe ni inflammation, ni plaie sur les organes générateurs, et par conséquent on ne peut attribuer la blennorrhagie à un virus.

On peut encore admettre que le canal de l'urètre devienne le siége du catarrhe non virulent; cependant si on observe que lorsque la nature veut aider la guérison d'une maladie par les sécrétions, ou les exhalations, elle appelle à son secours la muqueuse qui tapisse les voies aériennes, ou celle qui revet le rectum, afin d'avoir une vaste surface pour agir plus efficacement, il est rationel d'admettre qu'elle n'agit pas de même pour la muqueuse du canal de l'urètre, parce que cette membrane est très-peu étendue et qu'elle a peu de rapports avec les exhalations et les sécrétions du reste de l'organisme. L'expérience confirme cette vérité, et on ne peut donc admettre que la blennorrhagie ait le caractère ordinaire du catarrhe non virulent.

Si on remarque encore que la blennorrhagie est inconnue chez l'enfant mâle avant l'âge de puberté, qu'elle est infiniment rare chez les petites filles, tandis qu'à cet âge les rhumes et les dévoiements sont si fréquents, et qu'il en est de même chez les hommes dans la décadence de l'âge, j'ose croire que je puis affirmer encore que l'écoulement du canal de l'urètre n'a pas un caractère pareil à celui qui est non virulent.

Chez les personnes prédisposées au catarrhe, ou au dévoiement on trouve encore une prédisposition organique propre à ces maladies, et chez quels individus observe-t-on le plus la blennorrhagie? Chez ceux dont la constitution est au premier rang sous le rapport de la force physique, et par conséquent de cet ensemble de considérations nous pouvons conclure que l'opinion de M. Ricord sur la nature de la blennorrhagie est sans le moindre fondement.

J'ose croire d'après les faits cités plus haut, et les considérations que je viens de faire, que la blennorrhagie n'est pas la suite de l'absorption d'un virus, et n'a point la nature du catarrhe non virulent. Ensuite, si l'on observe que chaque âge a ses maladies qui le chagrinent, que la rougeole et la scarlatine atteignent en général les premières années, que bientôt après arrive la variole, que pendant que la peau franchit sa croissance, les rhumes et le dévoiement sont fréquents à cet âge, que plus tard dans l'adolescence au moment où l'âge viril commence, les hémorrhagies pulmonaires viennent menacer notre existence; que l'hypocondrie torture les voies digestives dans l'âge le plus malheureux de tous, celui de l'ambition; si l'on remarque en un mot que chaque organe, que chaque tissu a ses maladies qui l'assiégent à une époque donnée, pourquoi voudrait-on que la nature fit une exception pour les organes génitaux? Elle ne le pourrait, son plan est éternel, elle ne peut l'abandonner, et c'est assez dire que la blennorrhagie vient d'une prédisposition organique qui acquiert son plus haut développement sous l'influence du plaisir vénérien. La blennorrhagie est une des variétés des contrastes de ce dernier, comme la goutte est celle de la marche, l'ophthalmie celle de la vue, etc., et l'envisager différemment c'est se perdre dans des idées qui n'ont ni point de départ, ni point d'arrivée.

Traitement.

Dans la période aiguë de la blennorrhagie, un grand nombre de médecins composent leur traitement de boissons délayantes et de sangsues, ils soumettent le malade à une privation presque sévère, ils prescrivent des bains tièdes seulement, font usage d'émollients locaux, et en un mot ils tendent à combattre l'inflammation locale.

Quand la période aiguë est terminée, dès lors ils appellent à leur secours le copahu ou le cubèbe, ils prescrivent les injections astringentes, et à l'emploi de ces derniers moyens curatifs on fait succéder les injections caustiques.

D'autres médecins débutent par le copahu ou le cubèbe à force, c'est là leur arme principale dans toutes périodes, et presque tous les hommes de l'art conseillent quelques doses mercurielles quand on est sur la fin du traitement.

Mais qu'est-ce que ce traitement? L'empirisme le plus grossier. Vous conseillez les sangsues, les boissons adoucissantes, mais il est une foule de cas où ces moyens curatifs sont contraires, attendu qu'ils agissent dans le sens de la cause première. Dans une foule d'autres cas les sangsues sont nécessaires; mais alors les bains sont contraires parce qu'ils corroborent la maladie qui précède l'écoulement. De plus, vous appliquez des topiques émollients dans tous les cas; mais quel est leur effet dans une foule d'écoulements? Celui d'agir contre l'écoulement et de produire des complications graves.

Une fois la période aiguë passée, vous vous servez des dérivatifs et des astringents, vous appelez à votre secours soit le copahu, soit le cubèbe, soit les injections avec une dissolution d'acétate de plomb; mais un dérivatif ne fait que déplacer le mal et le rendre trop souvent plus dangereux. Vos astringents combattent les efforts organiques qui tendent à vous débarrasser du principe de votre maladie, et en agissant ainsi adresse-t-on le remède à la cause réelle de la maladie? Jamais. On n'agit qu'empiriquement, et comme toujours la maladie se prolonge quand elle devrait être courte, ou elle s'aggrave quand sa guérison devrait être rapide.

Nous, suivant la nature, et observant que dans une foule de cas la période aiguë de la blennorrhagie est précédée d'une courbature générale qui imite ensuite la fièvre semblable à celle qui accompagne le catarrhe pulmonaire aigu, nous rappelant alors dans quelle circonstance cette fièvre est née, et qu'ici la nature la complique d'une inflammation qui constitue l'écoulement, ainsi que cette nature nous en donne si souvent l'exemple, notre premier soin est d'attaquer la fièvre, convaincu que sa guérison doit amener rapidement le calme de l'affection locale, et c'est dire combien cette dernière maladie cesse bientôt d'être douloureuse.

Si l'écoulement, quoiqu'à l'état aigu, n'est pas précédé d'abord de cette courbature générale, suivie plus tard de la fièvre, dont je viens de parler, me rappelant toujours dans quelles circonstances la maladie a paru, l'influence produite déjà par la blennorrhagie, pourquoi le canal de l'urètre se trouve alors plutôt affecté que toute autre partie de l'organisme, et que dans ces circonstances la fièvre dont je viens de parler est toujours facile à revenir si l'on trouble mal à propos l'ordre de guérison qu'emploie la nature, j'appelle alors tout l'organisme à mon secours, à l'aide de ma médication je combats les causes prédisposantes à la fièvre, par conséquent à l'écoulement; mais je les combats insensiblement d'abord, sinon j'agirai dans le sens de ces mêmes causes, et la blennorrhagie, mise toujours au rang des maladies dont les suites sont si funestes, ne rappelle plus que les inconvénients du rhume du cerveau.

Je vais maintenant justifier par des faits les opinions que je viens d'émettre.

Un capitaine de navire marchand part de Rochefort, emportant avec lui des pots de copahu contre une blennorrhagie dont il est atteint. En mer, il use de son médicament; en quelques jours la blennorrhagie est très-affaiblie, mais dès les premières doses la fièvre paraît et la peau se couvre d'ulcères, dont les surfaces sont toujours blafardes et les bords coupés à pic. Parmi ces ulcères, les uns, très-nombreux, larges comme des centimes, corrodent la peau du front et des tempes, tandis que d'autres percent de part en part les paupières, les oreilles et les ailes du nez. Plusieurs, larges comme des décimes, se montrent sur les côtés de la poitrine, tandis qu'à l'abdomen on en observe qui occupent un espace de plusieurs pouces en tout sens. La fièvre diminue à mesure que les ulcères se multiplient; mais, sans cesser entièrement, le corps n'est en quelque sorte à la fin qu'une plaie, il se décompose et le malade succombe.

Si le mal résiste aux remèdes ci-dessus désignés, dès lors on attaque l'écoulement avec des caustiques, mais un surcroît d'irritation locale aggrave très-souvent la maladie; l'écoulement augmente, un point organique s'altère, il se forme un rétrécissement, et, sous prétexte de guérir une maladie bénigne, qu'on ne guérit pas, on en crée une autre, fort dangereuse plus tard. Que de personnes ont dû à ce *honteux charlatanisme classique des rétentions d'urine, des catarrhes de vessie, des fistules urinaires, la perte des organes générateurs et, avec des maux si cruels, la perte de leur vie.* M. Ricord agit-il différemment? Hélas! il n'est que l'aîné des empiriques, et en voici la preuve.

M. P... accuse la blennorrhagie, et il consulte son médecin ordinaire, qui ne le guérit pas. Il court chez M. Ricord. Le chirurgien prescrit « deux injections par jour avec eau de rose : 200 grammes sulate de zinc, — acétate de plomb cristallisé, un gramme de chaque. Mêlez de tous les jours 20 capsules de cubèbe et d'alun en deux doses ; avec chaque dose, une cuillerée à bouche du sirop suivant : — Sirop de Tolu, 500 gr. cachou, 8 gr. »RICORD.»

Le mal persévère et se complique d'hématurie ou pissement de sang. Le malade consulte de nouveau son chirurgien, qui lui livre la consultation suivante:

« Matin, une friction avec la pommade suivante : onguent hydrargyrique double (onguent mercuriel double), 30 grammes ; extrait de belladone, 2 grammes. Discontinuer l'usage des capsules. — Suspendre l'usage des injections. »RICORD.»

Paris, 18 décembre 1843.

La blennorrhagie se complique de chancres à la gorge, et le jeune homme qui accusait une hémorrhagie du canal de l'urètre, en accuse une seconde qui naît du gros intestin ; il perd abondamment du sang ; de plus, il souffre de la gorge et se démoralise. Il trouve que les médicaments pris chez le pharmacien qu'on lui a indiqué sont d'un prix trop élevé, et il se rend rue des Lombards. Il raconte au pharmacien sa position, celui-ci lui propose de le traiter, le malade accepte, et il lui fait prendre, par cuillerées, une dissolution alcoolique de térébenthine. Trois jours après, le malade accuse à la fois la blennorrhagie, les deux hémorrhagies dont je viens de parler, des ulcères à la gorge, de plus, une ardeur corrosive dans le larynx, et enfin une extinction complète de la voix. Tel est l'effet du copahu, du cubèbe et des térébenthines; sa position était grave; cependant, en quelques jours, le traitement naturel détruisait tous ces maux et prouvait ainsi combien, dans les maladies les plus simples, la science est funeste. Au reste, que peut avoir de commun la cause d'une simple blennorrhagie avec le mercure, le cubèbe, l'acétate de plomb, l'alun, l'extrait de belladone, le cachou, le baume de Tolu, etc.? Rien autre chose, sinon que l'on crée des maladies, dans une foule de cas, en cherchant à détruire celles qui existent et que l'on ignore.

Il y a peu de jours, un jeune Belge, fortement constitué, accuse une blennorrhagie qui date d'un mois à cinq semaines; l'écoulement est très-abondant, le jet de l'urine douloureux, et les érections sont continuelles et douloureuses pendant la nuit. Il me remet deux consultations de M. Ricord, la première ainsi conçue.

Faire trois injections par jour avec le liquide suivant:

Eau distillée de rose 200 grammes.
Sulfate de zinc. . .} 00 grammes.
Acétate de plomb. .}

Signé RICORD.

La seconde consultation est comme suit :

Cubèbe. . . . . 30 grammes.
Alun. . . . . 2 gros.

Signé RICORD.

Cette médication n'avait pas produit la moindre amélioration, ce que l'on conçoit facilement encore, attendu qu'ici, comme partout ailleurs, on ne peut tuer un virus, quel qu'il soit, avec des drogues semblables, et que le malade est, au contraire très-heureux qu'elles n'aient pas eu l'effet qu'on voulait obtenir. Ici, comme plus haut, j'ai tenu compte de la forte constitution du malade, et remontant aux rapports qui doivent lui être appropriés, j'obtenais une amélioration sensible en peu de jours et une guérison complète en une quinzaine. Ce que M. Ricord fait, les autres médecins le pratiquent.

Tel est le savoir médical dont M. Ricord nous donne l'exemple dans la syphilis ; mais est-ce là savoir traiter rationnellement une maladie? Est-ce la guérir? Non, c'est faire de l'empirisme comme on en a toujours fait, c'est prouver que les dérivatifs, les astringents et le mercure forment la base du traitement du chirurgien de l'hôpital des Capucins comme celui de tous les autres hommes de l'art.

Par le traitement empirique dont je viens de signaler les tristes effets, non-seulement on guérit difficilement la blennorrhagie ; mais encore on ne détruit jamais les prédispositions à cette maladie. Après tant de médications barbares très-souvent longues, la prédisposition organique, ou les prétendus virus latents restent, et la vie d'une foule de malades se passe entre des blennorrhagies et les craintes continuelles de les voir se renouveler. Un Bordelais, âgé d'une cinquantaine d'années et capitaine d'un navire marchand, entre dans mon cabinet, et la première parole qu'il m'adresse est celle-ci : « Docteur, me voilà à ma vingt-deuxième; » puis il entre en matière, il se plaint des femmes de l'ancien et du nouveau monde, et de ne pouvoir dompter ses désirs vénériens, contre lesquels il a pris en vain une foule de précautions. Tel est ce fait, qu'on pourrait accompagner d'une foule d'autres; et si l'on adoptait la théorie de l'existence des virus, il faudrait en conclure que, dans une foule de cas, tous les médicaments mis en usage ne sont que des palliatifs, tandis que

les faits recueillis si souvent disent que c'est parce que la nature de la maladie est méconnue et mal traitée à la fois.

L'on ne cesse de prôner l'efficacité du copahu, d'avancer qu'il est spécifique, et voici la preuve du contraire dans le passage d'une lettre que j'ai sous les yeux.

» Je vous dirai donc qu'il y a un an passé, au commencement de ce mois, je vins chez mon frère pour y chercher quelque papier dont j'avais besoin pour me marier, et là je fus atteint de la blennorrhagie. Comme je devais me marier trois semaines après, jugez de mon malheur et de mon désespoir. Je cours chez mon médecin, il me donne du copahu, cela s'arrête, cela revient; cela s'arrête encore : au fait j'en ai pris à trois reprises différentes. » Après ce traitement inutile, il consulta un autre médecin qui ajouta les injections astringentes au copahu, et après plusieurs cessations et retours de l'écoulement, celui-ci cessa enfin en déterminant un engorgement de l'extrémité de l'organe malade. Tel est l'effet du copahu et des astringents : souvent en combattant les tendances de la nature à guérir ils déterminent des lésions organiques, et comme on voit la théorie de la maladie et son traitement admis sont absurdes et dangereux à la fois. Sans doute le copahu est un puissant dérivatif, et sans quelques cas où la prédisposition à la blennorrhagie est très-prononcée, où l'on est privé des moyens naturels les plus propres à ramener la santé, il peut être utilisé, mais son usage est si dangereux qu'on ne saurait trop éviter cet énergique et dangereux perturbateur.

De la blennorrhagie chronique du canal de l'urètre chez l'homme.

Quand le malade a résisté à toutes les drogues qui forment l'étendue du martyrologe des victimes des empiriques, son écoulement diminue, il n'est que pénible, surtout démoralisant, il prend un caractère laiteux, il montre les qualités qui le constituent en général dans les premières vingt-quatre heures de son apparition, il diminue de jour en jour, et finit souvent par un mucus filamenteux ou par des espèces de pellicules qui agglutinent ensemble les bords de l'ouverture du canal de l'urètre. Ces cas sont très-fréquents, et pour y remédier M. Ricord a un goût exquis pour le savoir passé ou le savoir académique tant vanté! il vous ramène tour à tour à des doses de copahu ou de cubèbe, à des injections caustiques, etc., oubliant que l'organisme a lutté contre la maladie et la drogue, et que par celle-ci on éternise une maladie qui, seule, marchait vers la guérison.

De la blennorrhagie aiguë du gland ou gonorrhée bâtarde aiguë

La membrane qui revêt le gland et le prépuce est sujette à s'irriter et à donner lieu à un écoulement puriforme qui s'écoule en dehors par l'ouverture du prépuce. Le plus souvent son origine est due à une cause syphilitique, d'après les auteurs, et ceux-ci conseillent contre cette maladie les topiques émollients locaux et les préparations mercurielles. Mais qu'est-ce que cette maladie? Une exhalation purulente qui a lieu sur le prépuce et le gland au lieu de se porter sur le canal de l'urètre ; et pourquoi conseiller ici les injections émollientes, tandis que là elles sont remplacées par des injections caustiques? C'est parce que partout l'empirisme domine. Ensuite, pourquoi, dans le premier cas, regarder le copahu comme un remède souverain et l'oublier dans l'autre? c'est toujours par la même raison, que l'empirisme est la règle médicale. Mais dans une foule de cas ces émollients sont nuls, et alors qu'avez-vous à combattre? Une blennorrhagie virulente selon les uns, et une blennorrhagie bâtarde non virulente selon M. Ricord; et en partant de ces idées le mal résiste. Mais supposons qu'on eût observé que la non guérison tenait ici à la même cause que celle de la blennorrhagie du canal de l'urètre, où aurait agi comme je l'ai écrit plus haut, mais avec moins de force puisque la maladie est bien moins grave, surtout on n'aurait pas oublié d'établir les véritables rapports entre la muqueuse du prépuce et celle du gland, et souvent un jour aurait suffi pour obtenir une guérison complète.

D'autres fois ce sont d'autres erreurs plus grossières, le prépuce et le gland se tuméfient, le gland se trouve trop resserré, et pour remédier au mal appelé phimosis le chirurgien conseille alors d'inciser le prépuce dans toute son étendue. Ainsi, par l'ignorance où l'on est de la nature de la maladie, on laisse s'aggraver la maladie la plus simple, et on donne alors naissance à une seconde maladie qui, étudiée dans toute sa simplicité, pourrait encore être facilement guérie, lors même qu'elle serait déjà grave, sans recourir à aucune opération de chirurgie, en se rappelant que cet engorgement tient aux faux rapports des capillaires sanguins entre eux, et qu'en les faisant cesser la maladie disparaît spontanément. Mais ici tout le monde est de l'avis de l'erreur, M. Ricord comme les autres, et le martyr de l'amour est condamné à de longues douleurs, surtout à une opération qui ne forme trop souvent qu'une vaste plaie dont les bords se couvrent d'ulcères dangereux.

De la blennorrhagie aiguë chez la femme.

Cette maladie est pareille à la blennorrhagie aiguë chez l'homme, seulement elle existe à la fois dans le canal de l'urètre, et sur les grandes et les petites lèvres et, en un mot, sur toutes les surfaces muqueuses que les urines parcourent, ce qui devait être ainsi, puisque les grandes et les petites lèvres ne sont qu'une extension du canal de l'urètre.

Cette maladie débute par des envies fréquentes d'uriner, et la malade observe sur son linge des taches légèrement laiteuses; la fièvre se fait sentir, l'écoulement jaunit, il devient abondant, il se forme sur les linges une matière épaisse d'un jaune vif; insensiblement la fièvre diminue, et la maladie suit la marche de la blennorrhagie chez l'homme.

Cette maladie toujours grave, cause des souffrances horribles. Elle est longue à se dissiper, d'après les auteurs, et, comme pour la gonorrhée bâtarde, ils conseillent les émollients, les sangsues, le copahu et, enfin, des doses mercurielles. Voilà la pratique banale, mais ce n'est toujours que de l'empirisme, même de l'espèce la plus grossière; attendu qu'on ne tient pas compte des circonstances dans laquelle cet écoulement est né, de la courbature qui a précédé tout symptôme dans une foule de cas, de la fièvre qui se montre également très-fréquente, et qu'en un mot on tombe dans les mêmes fautes que pour la blennorrhagie aiguë du canal de l'urètre.

D'un autre côté, si on eut réfléchi que les larges surfaces muqueuses ou siège la maladie ont perdu leurs rapports naturels, et que l'on peut agir directement sur le siège du mal, certes, on aurait immédiatement calmés les douleurs dans tous les cas, et presque toujours on les aurait rapidement détruites. Ce succès est indubitable, et celui qui ne l'est pas moins, c'est que, pendant que la douleur locale

se calme ou guérit, les autres symptômes disparaissent. Mais la nature a beau se montrer toute nue, M. Ricord, comme tous les savants, a encore en horreur son langage si sublime, et partout comme eux il est l'enfant bien légitime de ces empiriques qui, jusqu'à ce jour, ont toujours eu pour mission d'ajouter à nos maux.

DES CHANCRES.

Cette maladie débute par un léger prurit, une démangeaison qui donne naissance à une vésicule blanche qui se déchire et laisse une plaie caractérisée par une surface d'un blanc sale ou grisâtre, entourée de bords à pic de même couleur, sans cercle rouge et sans que le malade éprouve de douleur vive. Quelquefois il présente un autre aspect : sa surface est d'un rouge pâle, à bords à peine sensibles, offrant la même couleur, sans aucune inflammation dans les autres parties environnantes, et sans que le malade accuse de douleurs. Parfois le chancre débute par la gangrène, et il existe un malaise général très-faible.

Tel est le chancre en général; mais, d'un côté, en observant la nature, et, de l'autre, en réfléchissant que la syphilis est restée du domaine des spécialités, il est tout simple que les idées émises sur son caractère soient absurdes et que sa thérapeutique soit d'un empirisme que la raison flétrit et que l'expérience repousse avec horreur. D'abord on ne reconnait qu'un virus pour cause de cette maladie, et M. Ricord, ici, plus qu'un autre, est le partisan de cette opinion. Cependant, jeune, j'entre en pratique, et voici ce qui me frappe sous ce rapport.

En 1822, vers le commencement du printemps de cette année, la fièvre se déclare dans un village. Cette fièvre présente souvent des caractères graves, et parmi les malades j'observai un jeune homme fortement organisé; il était simple ouvrier-travaillant à la terre et n'ayant jamais quitté son pays natal. Après quelques jours de fièvre la peau devient presque couleur lie de vin dans une foule de points, et chaque point se change presque aussitôt en ulcère non douloureux dont les surfaces sont blafardes et les bords coupés à pic

Parmi ces ulcères, les uns restent larges comme des centimes, un grand nombre acquièrent l'étendue d'une pièce d'un décime, plusieurs s'étendent en rond sur un espace qui égale les deux tiers de la main; bientôt tout le corps n'est presque qu'une surface parsemée de ces ulcères, la fièvre qui précède ceux-ci diminue dès leur apparition et existe à peine quelques jours avant la mort, qui arriva après environ cinquante jours de souffrances.

Maintenant comparez cet état à celui du capitaine de navire marchand dont j'ai parlé à propos des dangers du copahu, et si l'on demande à M. Ricord quelle différence il trouve entre ces deux malades, il sera forcé de répondre qu'il n'en existe d'autre, sinon que chez le capitaine de navire les ulcères se manifestent après l'effet du copahu, tandis que chez le jeune ouvrier les ulcères paraissent à la suite de la fièvre et celle-ci sans cause connue.

Ces réflexions faites, passons à d'autres faits.

Un jeune homme, à la suite de chancres vénériens qui résistent longtemps aux moyens antisyphilitiques, est atteint d'ulcères cutanés qui débutent par une surface violacée de la grandeur d'un centime; cette surface passe vite à l'état de gangrène et laisse, en se détachant, une surface toujours grisâtre à bords coupés à pic. Ce jeune homme n'éprouve pas le plus faible symptôme fébrile. Certes, ce sont là des ulcères vénériens pour tous les esprits en médecine, parce qu'ici il existe des symptômes syphilitiques antérieurs à ceux que je viens d'indiquer.

Autre fait. — Un homme de 30 ans, demeurant à Lille, quai de la Deule, a une maîtresse dont il est épris. Dans la nuit du second au troisième jour du plaisir vénérien, cet homme éprouve en se levant une sensation pénible sur le gland, il l'examine, et il est frappé d'une surface complétement noire, placée en forme de croissant sur la racine du gland, embrassant la moitié de la circonférence de cet organe sur une largeur de deux lignes environ.

Je suis appelé; comme tout le monde médical, je reconnais une partie du pénil gangrenée, qui est bientôt circonscrite et laisse en se détachant une plaie grisâtre à bords coupés à pic. Le malade n'éprouva aucun symptôme fébrile, et m'affirma avec force que sa maîtresse était fraîche, gaie, qu'elle n'accusait aucun signe de maladie, et qu'au reste elle lui était si attachée, que si elle avait senti le moindre symptôme elle ne l'aurait pas exposé. Quand je le visitai la première fois, il me montra, suspendue à la cheminée, la montre qu'il avait achetée pour elle. Le malade fut long à guérir.

Certes, vous avez ici comme là la syphilis, et pourquoi, parce que le malade vous avoue qu'il s'est livré au plaisir vénérien. Mais la nature ne se montre pas toujours conforme à nos idées rétrécies, et en voici la preuve :

Un jeune homme est épris d'une jeune fille; il redoute d'être trompé, et il l'emmène chez Cullerier neveu, qui déclare qu'elle est parfaitement saine. Cinq jours après le jeune homme se rend chez M. Cullerier pour se faire traiter à la fois d'un écoulement et d'un chancre qui lui avaient été communiqués par la femme visitée. Ces maladies, après avoir résisté longtemps à M. Cullerier neveu, se compliquèrent d'ulcères à la gorge. M. Alibert traita longtemps *le malade sans le moindre succès.*, après tant d'épreuves il guérit rapidement par le traitement naturel.

Les médecins qui, étant élèves, suivirent la clinique de M. Cullerier oncle, se rappellent qu'il rapportait le fait suivant :

Un sénateur de l'Empire étant mort laissa une belle maîtresse, qui devint celle d'un conseiller d'État. Les premiers plaisirs furent la source d'une violente blennorrhagie. La femme fut visitée et Cullerier affirmait qu'elle était complétement saine.

Le conseiller d'Etat guérit. Toujours épris de sa maîtresse il l'embrasse, et ses amours sont couronnés par une nouvelle blennorrhagie et des chancres. Nouveau traitement, nouvelle guérison; nouvelle visite de la maîtresse, toujours état organique complétement sain; le conseiller d'Etat désire qu'elle se fasse traiter, elle s'y refuse, et il part pour le département où il a été nommé préfet. Il s'ennuie, il appelle près de lui la femme de son choix, et les amours encore éprouvés ramènent une syphilis complète.

Autre fait. — Un jeune homme n'a aucun rapport avec les femmes, cependant un jour il éprouve une démangeaison sur la surface interne de l'avant-bras; il est frappé d'une vésicule qui disparaît, et après laquelle il se forme une plaie d'un aspect rouge, pâle, non douloureuse; cette plaie était de la largeur d'un décime et résista quelque temps aux moyens curatifs naturels.

Autre fait. — Un homme, âgé d'une cinquantaine d'années, éprouve tout à coup sur la surface interne de l'avant-bras gauche une démangeaison avec laquelle existe une vésicule brune, démangeaison qui se termine tout à coup par une gangrène très-étendue, qui se détache en laissant une surface d'un blanc sale à bords coupés à pic, et sans aucune altération des autres fonctions comme dans le dernier cas. Ce malade n'avait jamais connu la syphilis : il guérit lentement.

Maintenant rapprochons ces faits. J'ai écrit à propos du danger du traitement de la blennorrhagie par le copahu, qu'un capitaine de navire marchand fut atteint immédiatement de la fièvre, et qu'avec celle-ci parurent des chancres et des ulcères cutanés très-nombreux.

A propos des chancres, j'ai écrit qu'un jeune homme fortement organisé et ouvrier de profession, fut d'abord atteint de la fièvre, et que trois à quatre jours après l'existence de celle-ci il survint sur la peau une foule de chancres et d'ulcères identiques à ceux du capitaine de navire, sans que le jeune ouvrier eût jamais été atteint de la moindre affection syphilitique et eût jamais fait usage du copahu. D'après M. Ricord, et tous les médecins actuels, le capitaine de navire est couvert d'ulcères vénériens, il ne les doit qu'à la suppression presque complète de la blennorrhagie qui a étendu le virus; et si on part de ces principes, la fièvre est due aussi à un virus fébrile qui produit dans certains cas des effets identiques à ceux du virus syphilitique, ainsi que le prouve le jeune ouvrier dont je viens de parler. Ainsi, d'après M. Ricord et ses confrères, nous aurons des chancres et des ulcères dus à des virus fébriles. Convenez, lecteur, qu'avec M. Ricord, la médecine est passablement embrouillée quand il s'agit d'apprécier la syphilis. On doit à des virus les ulcères et les chancres observés chez les deux premiers sujets que je cite, en s'en rapportant aux opinions reçues; mais que rapportait Cullerier oncle à propos d'une femme qu'il visite et qui n'offre aucune trace de maladie? Qu'est-il arrivé à Cullerier neveu qui assure que la femme qu'il visite est exempte de toute maladie? Que me dit la femme qui vient me consulter, pour se plaindre que, malgré qu'elle soit toujours bien portante, plus de quarante individus se sont plaints qu'elle les avait infectés? Tous ces faits disent que le chancre est loin d'être le produit d'un virus, et vous avez beau tenir ce langage à M. Ricord, il se réfugiera toujours dans des faits démentis par d'autres faits pour conserver l'opinion reçue, parce qu'encore une fois il isole des symptômes d'autres symptômes qui sont identiques, parce qu'il est dans la routine, dans l'empirisme, au lieu d'avoir des principes à l'aide desquels tant de maux en apparence différents viennent se grouper facilement les uns à côté des autres.

D'après les faits qui précèdent, les opinions émises sur la nature de la cause de la syphilis sont ébranlées ou mieux paraissent sans aucun fondement; et que voyons-nous dans les deux derniers individus qui, étrangers à toute espèce d'affections vénériennes, à l'abri de toute fièvre, sont cependant atteints de symptômes qui, en se manifestant sur les organes générateurs, ne seraient que des symptômes vénériens? Mais cette condition n'existe pas, et vite on donne un autre nom à une maladie qui est identique à celle qui se montre avec les mêmes signes physiques M. Ricord voit mal, et qu'en résulte-t-il? Qu'une foule de malades qui accusent ces symptômes sont incurables ou traînent des années une existence affreuse. Que de jeunes gens, l'espoir de leurs familles, l'ornement de la société, deviennent des spectres, et combien d'enfants dont l'origine physique viciée ne naissent que pour souffrir et s'éteindre en punissant leur père des passions que la nature crée, sans faire peser les malédictions sociales sur les médecins qui, en ignorant nos maux dans toute leur simplicité, les rendent monstrueux d'abord, et ensuite trop souvent mortels!

Traitement.

Si M. Ricord ne voit dans le principe de la syphilis qu'un virus, s'il n'admet que ce que tous les empiriques ont admis avant lui, quelle conduite tient-il sous le rapport de la thérapeutique du chancre? Celle de tous les empiriques à la tête desquels il se trouve. Ainsi, il propose d'abord de cautériser immédiatement le chancre; mais l'observation dit que le chancre ne paraît en général que quelques jours après le plaisir vénérien, et que le virus que vous admettez est déjà absorbé. Si l'on suit votre théorie, on ne peut contester cette vérité, et alors il est tout rationnel de regarder le chancre comme une plaie à l'aide de laquelle la nature cherche à se débarrasser du principe de la maladie. Cette théorie est toute simple aussi, et par la cautérisation que faites-vous? Vous irritez une plaie, vous l'augmentez, mais vous n'en détruisez pas la cause, tandis qu'en vous pénétrant bien du but de la nature en créant le chancre, et en lisant bien l'expression de cette plaie, loin de l'exaspérer vous auriez aussitôt arrêté les causes, et bientôt guéri le mal par les moyens les plus simples qui existent partout. M. Ricord aurait même voulu exciser le point affecté; mais il arrive que dans le phymosis quand on enlève le prépuce attaqué de chancre, que la plaie se couronne d'ulcères, et que conclure de ces faits? Que l'excision comme la cautérisation sont des moyens que la raison doit proscrire après être formellement condamnés par les faits. Ensuite les faits en main, il est positif que le chancre ne dépend pas d'un virus, et alors que devient la cautérisation constante? une preuve matérielle de plus que M. Ricord ne possède que des idées misérables sur le principe de la syphilis.

Après la cautérisation viennent les mercuriaux à l'extérieur et à l'intérieur, sous le nom d'hydrargire, de cinabre, d'onguent mercuriel, etc. Mais quel est l'effet du mercure? d'exciter la salivation, d'agir en quelque sorte comme dérivatif, et de détériorer l'organisme. Rien de plus ni de moins, et si l'on se demande ensuite quel rapport peut exister entre la cause directe du mal et l'action mercurielle, l'on est réduit à ne voir dans le mercure qu'un dérivatif, ainsi que je l'ai dit plus haut, qu'un perturbateur, qu'un moyen qui guérit parfois, mais qui, très-souvent produit une autre maladie ou aggrave celle qui existe. Traiter ainsi c'est faire de l'empirisme où les succès et les revers se montrent à la fois.

Chez les animaux empoisonnés, le premier soin de la nature est d'exciter les sécrétions muqueuses des voies digestives afin de se débarrasser du poison, et par la salivation que produit le mercure l'on imite en partie cette nature; mais dans l'immense majorité des cas, ou plutôt dans tous les cas, il n'existe aucun virus, et alors si l'on considère que le mercure a une action funeste, il faut en conclure que faute de connaître la maladie, trop souvent on l'aggrave.

Ce que j'avance est journalier. Par conséquent, ici comme plus haut, M. Ricord, placé en face des victimes du penchant conservateur du genre humain, montre qu'il n'a que les connaissances dangereuses admises jusqu'à ce jour sur le chancre; que sa thérapeutique est indigne de la moindre raison, et qu'il est aussi étranger à la maladie dont il fait sa spécialité que la nuit l'est au jour, ou que Broussais l'était à la gastrite qu'il produisait, et où il était si renommé.

Un homme déjà âgé s'assoit sur des sarments, il s'appuie sur son pouce en s'asseyant, et quelques heures après la gangrène s'était emparée du pouce. Cet homme mourut.

Une femme d'une quarantaine d'années éprouve un malaise général, et il se forme sur le front une rougeur quasi érésypélateuse, mais sans aucune espèce de fièvre. Le troisième jour il se forma onze petits boutons noirâtres précédés d'une vésicule chacun. Ces boutons formèrent autant de petites plaies blafardes dont la femme guérit.

Il n'est pas rare de rencontrer des personnes dont la peau éprouve des boutons, qui se terminent rapidement par des plaies dont l'aspect rappelle celui des chancres, sans que ces individus soient ou aient jamais été atteints du moindre mal syphilitique.

Parfois la fièvre existe comme chez le capitaine marchand, et parfois ne voit-on pas la petite vérole que la fièvre précède toujours tourner tout à coup en boutons gangréneux?

Tous ces faits que je signale sont communs, et pourquoi voudrait-on que les organes de la génération ne fussent pas le siége de plaies, d'ulcères qui ont sans doute leur aspect propre, puisqu'ils attaquent un tissu qui a son organisation à lui; mais qui n'en sont pas moins des plaies, des ulcères. On ne peut contester cette vérité. Ensuite est-ce que l'homme qui est atteint au pouce de la gangrène en l'appuyant trop sur du sarment n'est pas prédisposé à cette destruction? Est-ce que la femme qui éprouve sur son front des boutons gangréneux n'est pas prédisposée à cette maladie? Peut-on attribuer les deux cas, l'un au sarment, l'autre à des lotions qui auraient servi pour la toilette? Non, non, non encore une fois; mais à une prédisposition organique, et pourquoi les organes de la génération si souvent surexcité ne seraient-ils pas prédisposés aux plaies, aux ulcères, qui se manifestent sous l'influence du plaisir vénérien? Pour nous ce plaisir est à ces organes ce que le sarment est au pouce du malade dont je viens de parler. Rien de plus, rien de moins. L'ignorance des prédispositions organiques a créé le virus dans la syphilis.

M. Ricord ne croit à la syphilis virulente qu'autant que du pus de la plaie ou de l'écoulement; par exemple, étant inoculé reproduit la maladie; et comme le pus de chancre a seul cette vertu, il en conclut que le chancre seul est une maladie virulente. Quoi que les prédispositions organiques varient à l'infini, qu'il soit très-difficile de reproduire chacune d'elles à cause des difficultés de réunir les conditions propres à leur donner naissance, qu'il inocule le pus d'un chancre sur un individu quelconque, et si le chancre est reproduit qu'il inocule, par exemple, chez le même individu le pus d'une plaie produite par la gangrène ou un vieux ulcère, et j'ose prédire qu'avec cette dernière inoculation il obtiendra des plaies ou des ulcères dans plusieurs cas. Quant à moi, je lui abandonne les expériences, parce que je ne puis les faire et parce que je les regarde comme inutiles.

Partant de ces idées et me rappelant dans quelle circonstance est né le chancre, considérant ensuite son aspect, ainsi que l'état de l'organisme, j'agis ici comme pour la blennorrhagie. Ainsi si le malade est accablé, s'il éprouve un sentiment fébrile prononcé, me rappelant qu'alors le sang n'est plus en rapport avec ses capillaires propres, que les voies digestives ne sont plus dans leur état normal, que les boissons que le malade désire sont en rapport avec son organisme, je modifie les rapports de ces divers organes, je les approprie à leur état, pendant que la plaie ne reçoit également que les rapports qui ménagent la vitalité qui lui reste.

Telle est ma marche dans cette période ; mais si les symptômes sont plus graves, j'accrois les moyens curatifs, et en agissant ainsi les plus vastes plaies s'effacent vite.

Si, au contraire, tous les symptômes qui accompagnent le chancre dans cette période première sont nuls, si le mal est borné à un simple ulcère, alors examinant quelles sont les conditions de l'organisme, et si la prédisposition à la syphilis est très-prononcée, j'appelle à mon aide les moyens curatifs que nécessite cette prédisposition, en me rappelant toujours qu'en voulant guérir trop vite on exaspère la maladie, toujours méconnue, tant de fois aggravée, et c'est dire que je repousse avec autant d'horreur que de mépris les mercuriaux, les sudorifiques, les caustiques et tous les moyens empiriques vantés par l'école et maudits par les malades.

DU BUBON.

Le bubon présente plusieurs variétés, mais la plus commune est celle qui est consécutive au chancre ; elle envahit les glandes inguinales et détermine une inflammation qui, sous forme de tumeur, se termine par résolution ou par un abcès. M. Ricord considère cette maladie comme l'effet du virus transmis du chancre aux glandes inguinales. Cependant, si l'on remarque que plusieurs vaisseaux absorbants qui partent du chancre vont s'anastomoser en un seul ; que tous ces vaisseaux invisibles auparavant sont très-sensibles et infiniment douloureux au toucher, on doit admettre que leur inflammation développe celles des glandes inguinales. Celles-ci, d'abord peu sensibles, se tuméfient par suite de cette irritation, la peau rougit, il se forme une tumeur oblongue dans le pli de l'aine, le point le plus saillant prend une teinte d'un rouge obscur foncé, ce point se ramollit, et se termine en général par un abcès dont le pus est toujours de couleur cendrée. La peau décollée, les parties subjacentes prennent bientôt un aspect où la vie semble renaître, et la cicatrisation a enfin lieu. Une remarque à faire, c'est que le chancre disparaît à mesure que la suppuration a lieu.

Croyez-vous que la blennorrhagie tombée (comme on dit vulgairement dans les bourses), soit due à un virus ? non, sans doute, mais bien avec une inflammation qui, par continuité de tissu, envahit le tissu cellulaire environnant les glandes de la génération ; et pourquoi n'en serait-il pas de même des glandes inguinales par suite de l'inflammation des vaisseaux absorbants qui se rendent dans les aines ?

Au reste, toute autre cause peut produire le bubon. J'ai vu une simple arête de poisson piquer à l'intérieur de la bouche la surface interne et latérale droite de cette cavité, déterminer un vaste chancre, et celui-ci un bubon de la glande sous-maxillaire. J'ai été frappé de ce fait, qui prouve que l'admission d'un virus pour cause de la maladie vénérienne est absurde, à moins que la pointe d'une arête ne soit aussi un virus. Toute matière en décomposition absorbée peut également produire le bubon. Un boucher se donne un coup de hache sur un talon, il se forme une plaie un peu étendue, il néglige cette lésion, il entre dans son écurie et il mouille la plaie avec de l'urine de bœuf mêlée du fumier. Le lendemain, le boucher souffre à partir de la plaie jusqu'à l'aine, il m'appelle, et j'observai une ligne cutanée d'un rouge très-vif, très-douloureuse, qui s'étendait de la plaie à l'aine déjà très-irritée, et il se forma un vaste bubon qui se termina par un abcès.

Ainsi, des corps étrangers différents du virus syphilitique peuvent causer des bubons ; d'autres fois, la cause est loin d'être visible, comme pour le chancre, et néanmoins il se forme des bubons qu'on nomme *bubons d'emblée*, et ici l'on admet encore un virus ; mais dans la peste il survient aussi des bubons, et si, pour être conséquent, M. Ricord est forcé d'admettre des virus latens, des virus fébriles pour le chancre, il faudra qu'il admette aussi pour le bubon des virus non moins nombreux, d'une nature non moins bizarre, et alors ici mêmes contradictions, mêmes absurdités pour apprécier une maladie, où il se place haut et où les faits et les raisonnements le placent au premier rang des empiriques. Les bubons d'emblée sont le résultat d'une cause à l'aide de laquelle la nature cherche, comme pour le chancre, à se débarrasser d'un principe étranger qui se forme à l'intérieur, et par conséquent aux glandes inguinales, ainsi que la nature nous en donne l'exemple pour une foule de cas divers, et par conséquent il peut exister sans virus.

La nature agit pour le bubon comme pour la blennorrhagie, comme pour le chancre ; elle le fait naître sous l'influence de causes différentes et qu'on ne peut toujours attribuer à un virus, ce que démontre d'ailleurs le plus simple raisonnement ; car le premier qui fut atteint de la syphilis ne la tenait de personne ; par la même raison, le bubon est un remède contre le chancre en général ; ici comme dans toute autre maladie du mal naît le remède, ici comme pour toute autre maladie la nature nous donne des avertissements bénins, et ce n'est que lorsqu'elle se trouve menacée qu'elle avertit en menaçant la vie, puisqu'elle ne peut exister qu'à l'état sain.

Traitement.

Loin de remonter à ces avertissements, dont je viens de parler, de les comprendre, d'acquérir cette conviction que le point organique primitivement affecté n'a plus qu'une vie mourante, qu'il faut l'abexciter le plus possible, et neutraliser immédiatement le pus qu'il fournit, afin que le mal soit instantanément borné, M. Ricord, après avoir si souvent donné naissance au bubon en ajoutant au chancre par les tortures qu'il conseille, veut que l'on couvre le bubon d'un vésicatoire, et que celui-ci enlevé on applique des caustiques, afin de produire des escarrhes et de détruire ainsi le virus. Mais le virus n'est qu'une chimère, et n'est-ce pas alors se servir vainement des armes les plus redoutables ? est-ce là combattre la cause du mal ? est-ce là épargner des douleurs au martyr qui les éprouve ? est-ce là éviter un surcroît de souffrance qui tend à créer le bubon gangréneux, toujours si redoutable ? Non, mais c'est agir dans le sens de la cause, c'est centupler les douleurs, c'est prolonger leur durée, c'est enfanter des plaies immenses, c'est trop souvent rendre pour toujours la vie un fardeau, c'est quelquefois produire la carie et la mort, et enfin c'est se montrer un barbare que guide l'empirisme le plus grossier et que repousse l'observation la plus positive, quand il est si simple en obéissant à l'expression du mal d'obtenir des cures faciles, promptes et durables.

Mais les bubons varient dans leur nature selon les individus qui en sont atteints, et néanmoins on adopte toujours la même marche pour arriver à la guérison. Cependant, si M. Ricord eût observé comment la guérison du bubon a lieu, certes on ne l'aurait pas vu donner toujours les mêmes médicaments; et lorsque la plaie est très-profonde, il eût employé les moyens de diminuer rapidement cette cavité, afin de mettre au même niveau la surface de la plaie et ses bords. Cette marche est rigoureuse pour le médecin qui pratique la médecine naturelle, et par conséquent on évite la médication empirique qui ne fait qu'accroître la profondeur de la plaie.

Si maintenant nous portons notre attention sur tout ce qui précède, il est évident que les causes et les symptômes de la syphilis considérée dans ses accidents primitifs, n'ont aucune précision, et qu'on ne leur oppose qu'une médication empirique, très-dangereuse.

Nous portant toujours notre attention sur les causes primitives de la syphilis, sur la marche des symptômes, jugeant que la prédisposition à cette maladie est d'autant plus grande que celle-ci se complique, et observant s'il existe des symptômes fébriles, notre premier soin est d'attaquer ces symptômes; d'agir ici comme dans la blennorrhagie qui présente ces derniers, pendant que le chancre, cause du bubon, reçoit ses rapports naturels, et que le bubon déjà très-développé est soumis à des corps émollients. Par ce moyen, les causes, fortement combattues, l'inflammation détruit bien moins le tissu cellulaire la plaie est bien moins vaste, et elle se cicatrise plus tôt!

Si, au contraire, la prédisposition à la syphilis est peu prononcée, si le bubon n'est pas très-enflammé, nous appelons une légère réaction locale, nous abexcitons le chancre, nous mettons en harmonie le reste du traitement avec les premières indications, et nous obtenons la résolution prompte du bubon, la guérison rapide du chancre, et non-seulement nous ramenons la santé sans jamais avoir à craindre les complications, mais par les conseils que nous donnons, nous effaçons en quelque sorte les prédispositions à la syphilis et nous rendons rare cette maladie.

SYPHILIS CONSTITUTIONNELLE,

Nous avons prouvé précédemment que les symptômes de la syphilis n'avaient aucune précision, que les causes auxquelles on l'attribuait étaient trop souvent chimériques; et, maintenant, à propos de cette maladie devenue constitutionnelle, agissant ici comme dans toutes les autres maladies, nous allons opposer les succès les plus éclatants aux revers les plus graves toujours comparés chez le même individu, et j'ose croire que j'aurai prouvé sans réplique que la théorie émise sur la nature de la syphilis et sur sa médication est le comble de l'empirisme humain, surtout dans les in-octavo même avec des images. Pour tous les médecins cette maladie est due à un virus; M. Ricord émet surtout cette opinion, et ils lui opposent le mercure, la salsepareille, les caustiques, etc. La syphilis constitutionnelle n'est que la syphilis primitive; mais dont le principe est censé avoir envahi tout l'organisme, et lorsque la blennorrhagie, le chancre, le bubon résistent, qu'il se forme des ophthalmies, des ulcères à la bouche ou à la gorge, des excroissances, des pustules, des crêtes de coq, des condylomes, des rhagades à l'anus, des taches livides, des ulcères noirs ou rougeâtres à la peau, etc., la syphilis est dite constitutionnelle.

Ces idées émises, passons aux observations qui justifient l'opinion que j'ai émise plus haut.

1re Observation. — Un Bordelais est atteint de la blennorrhagie, il entre à l'hospice, on le traite par le copahu, le mal résiste, le médecin emploie toujours son arme favorite, et il se forme une ophthalmie intense qui exhale un pus très-verdâtre, et prive complétement le malade de la vue. Cet état dure quelque temps, le malade me consulte, en trois jours il retrouvait la vue, et en quelqus jours de plus il guérissait complétement de ses deux maladies.

2e Observation. — Quelquefois le mal consiste en des pustules recouvertes à leur surface d'exsudations concrètes nombreuses, dont la forme imite de petites cornes de chevreau ou des crêtes de coq, et dont la couleur est jaunâtre terreuse. Elles peuvent envahir toutes les parties du corps. Chez un nommé B***, du 48e régiment de ligne, en garnison à Bordeaux en 1832, elles formaient une espèce de chapelet sous le menton, et un autre pareil sur l'abomen, un peu au-dessus de l'ombilic L'une de ces excroissances avait près d'un pouce de longueur.

Ce jeune homme réputé vénérien, séjourna longtemps à l'hôpital sans obtenir la moindre guérison, tandis que quinze jours me suffirent pour le rendre à la santé.

3e Observation. — Une jeune dame éprouva des cuissons au moment du passage des urines et bientôt les grandes et les petites lèvres présentent des excroissances nombreuses, qui gagnent le pourtour de l'anus et rendent les selles douloureuses. Plusieurs médecins lui firent subir successivement divers traitements mercuriels et sudorifiques pendant cinq années, et elle ne guérit qu'en suivant le traitement naturel; et elle guérit vite puisque les pustules disparurent en quelques jours.

4e Observation. — B..., âgé de quarante ans, ancien soldat, établi aujourd'hui à la H..... (Nord), est un homme robuste. En 1828, il était atteint d'un vaste ulcère qui datait de la déroute de Moscou. Cette maladie siégeait sur la partie latérale droite du cou, la mâchoire correspondante, le nez et la lèvre supérieure Au cou, sa surface était d'un rouge pâle, ses bords durs et parsemés d'inégalités; et au nez il n'existait qu'une rougeur livide avec une faible destruction de tissu sur son milieu.

La lèvre était gonflée, dure, et son bord, dans son milieu, présentait une échancrure rouge et très-douloureuse. La muqueuse qui tapisse cette lèvre offrait des enfoncements et des inégalités qui formaient une plaie dans toute sa surface; les gencives de la mâchoire supérieure étaient très-gonflées et dures; les dents incisives supérieures n'existaient plus en grande partie, et la muqueuse du voile du palais et des amygdales était phlogosée et couverte de quelques destructions partielles nommées chancres. Le mal parut d'abord sur le cou, — on le traita, il fit des progrès, et pendant des années le malade fut soumis sans succès aux mercuriaux, aux sudorifiques et à tout l'empirisme médical employé contre la syphilis soumis au traitement naturel il guérit vite.

5e Observation. — Lelou, infirmier à l'hôpital militaire de Lille, demeurant rue du Vertbois, est un jeune homme de vingt-cinq ans, doué d'une constitution grêle, dont le système osseux est très-développé. Au mois de juin 1826, il se blessa légèrement l'extrémité du pouce gauche avec un bistouri dont la lame était couverte du pus d'un cadavre vénérien, et, quelques instants après, il éprouva dans la région blessée un battement considérable accompagné d'une douleur corrosive. On eut d'abord recours aux émollients, aux sangsues, aux incisions, etc., le mal s'accrut, et vingt-deux mois après, la peau et le doigt de la main gauche, surtout le pouce et l'éminence thénar ne présentent plus qu'une vaste plaie d'un aspect noir, en quelque sorte parsemée de granulations d'un rouge noirâtre, et à bords coupés à pic et irréguliers. L'ongle du pouce n'existe plus et le malade ne sent plus un stilet que je fais passer à travers la chair de cet organe. A côté de cet ulcère on en remarque un second non moins vaste mais identique au premier, et placé sur le milieu de la surface interne de l'avant-bras gauche, et tous deux exhalaient un pus sanieux, et répandant au loin une odeur infecte. Tels étaient ces deux ulcères; et si l'on ajoute que le malade éprouvait des frissons continuels, que la bouche était pâteuse, l'appétit nul, qu'il était dans le marasme, d'une couleur terreuse, et en un mot tourmenté par une fièvre lente, l'on aura le tableau morbide en entier de ce jeune homme au mois d'avril 1828.

Pendant ces vingt-deux mois, après deux incisions du pouce, des émollients locaux, on applique deux cent cinquante sangsues, on administre le mercure à haute dose, on prodigue la salsepareille en sirop et en décoction, les bains locaux de deutochlorure, l'onguent mercuriel, le cérat opiacé, etc.; et, après ces vingt-deux mois de martyre, les médecins et les chirurgiens de l'hôpital militaire de Lille déclarèrent que la seule ressource qui restait était l'amputation du bras. La position du malade était affreuse, il vint me consulter. Moi qui crois qu'il faut être le médecin de la nature et non à système, je mis de côté les remèdes prônés dans cette maladie, et le mourant retrouvait la santé en vingt-cinq jours.

6ᵉ Observation. — M. T...., à Amiens, est un jeune homme d'une belle constitution; chez lui, après neuf ans de souffrances, le mal, après avoir débuté par un chancre, était tel, que, le palais était presque entièrement détruit, ses débris livrés à des ulcères, et la joue gauche ulcérée profondément à l'intérieur, et percée de part en part par une large ouverture qui donnait issue à la salive et à une partie des boissons et des aliments. Les bords de cette ouverture étaient d'une couleur lardacée, tandis que la lèvre supérieure, d'une couleur cendrée, avait les deux tiers de son bord détruits, et ses muscles isolés par la perte du tissu cellulaire. Ce jeune homme avait un aspect profondément livide. Ce malade avait été soumis aux mercuriaux, aux sudorifiques prolongés, aux saignées, aux sangsues, etc. Médecins et pharmaciens s'étaient acharnés après cette victime, qu'ils avaient fini par regarder comme vouée à une mort imminente après neuf années de souffrances. Ici la nature fut encore ma souveraine, je l'invoquai, et j'obtenais la guérison en vingt-cinq jours.

7ᵉ Observation. — Le bubon est parfois très-grave, et non-seulement il détruit les glandes inguinales, mais il cause souvent encore de vastes ulcères, la gangrène et la carie. J'ai vu un ancien officier éprouver onze fistules très-vastes, dont neuf à l'abdomen, deux à la cuisse droite passant sous l'artère crurale, que l'on sentait à l'aide de la sonde, et présenter, en outre, une ouverture de quatre pouces le long de la crête de l'os iliaque droit, ouverture où la sonde pénétrait à une profondeur de cinq pouces entre les muscles. Toutes ces plaies présentaient des bords renversés imitant l'aspect du sang veineux. Cet officier avait resté longtemps au grand hospice de Lyon où l'on admet des pensionnaires en payant. Là, on le soumet à tout l'empirisme usité dans cette maladie; mais Lyon a beau dire, avec ses majors, elle n'a jamais été et ne sera jamais une ville hippocratique. Malgré qu'il eût une grande répugnance pour le moyen curatif que je lui proposais, il l'accepta néanmoins, et j'obtins en deux mois une guérison complète. C'est dans cette circonstance que j'acquis la preuve que l'on pouvait, dans bien des cas, guérir les fistules sans opérations.

8ᵉ Observation. — Un maître d'équipage, après avoir subi plusieurs traitements vénériens différents se présente dans mon cabinet, et voici quel est son état : Un bubon après avoir donné lieu à un abcès, s'était transformé en vaste ulcère, qui s'était lui-même compliqué, à trois pouces de distance, d'un trajet fistuleux sur l'abdomen, qui se terminait, à son tour, par un vaste ulcère à surface rouge et à bords renversés en dehors comme le premier. Ce marin portait cette maladie de Calcutta, il résista d'abord à l'empirisme, et guérit en deux mois par le traitement naturel. Là j'acquis encore la preuve que les fistules n'avaient pas toujours besoin d'être opérées pour être guéries.

9ᵉ Observation. — M. L...., rue Sainte-Avoye, à Paris, accuse une syphilis constitutionnelle, qui a déjà gagné la bouche et l'arrière bouche. Ce malade est d'abord traité par son médecin, qui, pendant trois mois, le conduit chez M. Ricord; ce temps écoulé, le mal était plus grave et M. L..., se rend seul chez M. Ricord pendant quatre mois. Parmi les consultations que le chirurgien livra au malade en voici deux :

1ʳᵉ *consultation.* — Aujourd'hui 5 mai. — « Il existe encore une plaque ulcérée de la langue. — On prendra tous les jours deux des pilules suivantes :

» Proto-iodure d'hydrargyre, thridace, de chaque 3 grammes; extrait thébaïque, 1 gramme; extrait de ciguë, 6 grammes : 60 pilules. — Tous les jours au matin, trois verres d'une décoction concentrée de salsepareille. Ou mettra dans chaque verre une cuillerée de soupe de sirop de Cuisinier. Il faudra se gargariser deux ou trois fois par jour avec décoction de ciguë, 200 grammes; bichlorure d'hydrargyre, 106 grammes. — Tous les huit jours on suspend le traitement pour prendre à jeun trois verres d'eau de Pullna.

» Signé Ricord. »

2ᵉ *consultation.* — « Il existe encore quelques plaques muqueuses à l'amygdale et au pilier gauche de la gorge. Il existe aussi une roséole.

» On prendra tous les deux jours une fumigation avec 8 grammes de cinabre (45). Les jours intermédiaires on fera une friction dans le creux d'une aisselle avec 4 grammes d'onguent mercuriel double, en alternant d'une aisselle à l'autre. — Reprendre la tisane sudorifique et le sirop. — Régime doux. — Reprendre aussi les gargarismes.

» 1ᵉʳ août. Signé Ricord. »

D'après ces deux consultations, on a une idée de la maladie même et de tout le savoir de M. Ricord; il se réduit tout simplement à celui des empiriques modernes et anciens. De quoi se composent les pilules? En termes vulgaires, de sublimé corrosif. Qu'est-ce que le cinabre? Du mercure et du soufre. Quant à l'onguent mercuriel, son nom dit sa nature. Ainsi le mercure est, pour le chirurgien des Capucins, le remède héroïque contre la syphilis, malgré tous les maux qu'il a constamment produits.

Ensuite vient la salsepareille, le remède des niais. Comme tous les empiriques aussi, M. Ricord prescrivit l'extrait thébaïque, qui n'est que de l'opium, et celui de ciguë, qui a la même vertu, celle de calmer. Mais est-ce un moyen de guérir? Non, sans doute; mais un moyen dangereux, car il exalte le cerveau pendant qu'on l'irrite par le mercure, et qu'on expose ainsi le malade à la folie ou à la paralysie, ce dont les exemples sont fréquents.

Il faut en convenir, traiter ainsi cette maladie, c'est la méconnaître complétement, puisque cette médication ne ressemble en rien à la médication de toute autre maladie, et M. L.... en est la preuve. Après ce traitement, conseillé par M. Ricord, le malade accuse une inflammation violente de la gorge, qui rend la déglutition presque impossible : le bord latéral gauche de la langue présente une large pustule, et l'extrémité antérieure de cet organe est coupée à pic, pendant que les gencives sont gonflées et les dents menacées dans leur existence. C'est dans cet état que M. L.... se présente chez moi : je devais désespérer si je n'avais eu que le savoir de prescrire le mercure; mais depuis longtemps ce savoir est chez nous un savoir méprisé : pas de salsepareille, pas d'opium contre la syphilis; ces remèdes sont les armes des esprits infirmes ou empiriques, je ne connais que celles que dicte la nature, et, grâce à elles, mon malade, comme les précédents, n'éprouvait plus de douleurs en quelques jours, et retrouvait les charmes de l'existence en peu de temps.

10e Observation. — Je viens de citer les plus belles cures que l'on puisse obtenir, et j'arrive à la suivante, qui est non moins remarquable.

Chez madame T...., le mal est plus grave encore. Quand elle se présenta chez moi, elle était atteinte de deux vastes ulcères, situés, l'un au-dessus du front, et l'autre au sommet de la tête; tous les deux, larges et profonds, étaient rouges, à surfaces renversées en dehors et à bords coupés à pic.

La malade souffrait depuis quatre ans, elle avait supporté tous les médicaments employés contre cette maladie : mercure, salsepareille, etc. Le mal s'aggravait de plus en plus, et, de loin en loin, se détachaient des esquilles. Ici, comme dans les cas précédents, madame T.... fut soumise au traitement naturel; l'amélioration fut prompte, et, en quelques mois, la guérison complète. Telle est cette cure, obtenue en 1843; et, armé des plus beaux succès, ne suis-je pas dans le vrai en alarmant le public sur les dangers de l'empirisme, appelé ironiquement médecine classique.

11e Observation. — Il y a quinze à seize ans j'avais guéri plusieurs cas de carie ordinaire; mais il me semblait toujours que celle qui complique les cas de syphilis était incurable. C'était un reste de préjugé de mon éducation médicale, ainsi que le prouve la dernière observation. Celle qui suit, non moins importante, vient à l'appui de cette vérité. Un homme de cinquante ans est atteint d'un bubon gangréneux à la suite de chancres, les glandes inguinales et leur tissu cellulaire environnant sont détruits avec rapidité ainsi que celui qui, dans la région inférieure de l'abdomen, au-dessus du pubis, unit le péritoine aux muscles de cette région; cette destruction était telle qu'une sonde passait de droite à gauche sous cette masse musculaire et se faisait *facilement* sentir à gauche sous le derme, tout en donnant le signe que le pubis était dénudé. A la longue plusieurs esquilles sortirent, et enfin le malade guérit complétement.

12e Observation. — Un homme dans l'âge viril, demeurant à Bordeaux, m'écrit le 24 août 1848 et accuse la syphilis depuis un an. Elle consiste en un écoulement qui débuta seul et causa toujours des douleurs en urinant; parut ensuite, entre le gland et le prépuce un chancre qui nécessita l'excision de ce dernier. Le prépuce détruit, il se forme un ulcère sur sa racine, et le gland dans sa région supérieure est creusé par le chancre; celui-ci perce d'outre en outre le pénil, et sur la face antérieure de ce dernier, à l'endroit correspondant au chancre, il se forme un vaste ulcère environné d'un engorgement considérable de cet organe. Ces plaies répandent au loin une odeur infecte.

Quant au traitement, il est le même que celui suivi partout ailleurs. Le malade use de copahu, de pilules de proto-iodure, de mercure, d'iodure de potassium et de sublimé; il est pansé avec de l'onguent mercuriel, cautérisé avec du nitrate d'argent, etc., etc., et s'accroît toujours.

Tel est ce fait. Le malade commença le traitement naturel le 7 octobre, et le 15 novembre 1848 il m'écrit qu'il est entièrement guéri et il ajoute : « Mais, à vous dire franchement, il faut passer par où j'ai passé pour croire qu'un traitement aussi simple puisse guérir; il finit sa lettre en me disant qu'il me doit son existence. »

13e Observation. — Nous avons cru que la blennorrhagie résistait souvent et longtemps au copahu et l'observation multipliée prouve que la syphilis constitutionnelle ne résiste pas moins aux mercuriaux de toute nature.

M. A... à la suite d'un écoulement éprouve des végétations, et comme soldat il entra au Val-de-Grâce où on lui fit prendre 25 à 30 pilules mercurielles quelques, sirops sudorifiques, et au bout de quelque temps ces végétations guérissent. Mais à peine sorti du Val-de-Grâce ces végétations reparurent avec plus de force et compliquées d'ulcérations aux amygdales; il entra au Val-de-Grâce ou il fut encore soumis aux pilules mercurielles et à la pierre infernale. Son régiment quitte Paris, et A..., après deux mois de séjour à l'hôpital en sortit en apparence guéri comme la première fois, pour suivre son régiment. Deux mois après des pustules couvrirent le dos du malade; il entre à l'hôpital de Cherbourg, on le soumet pendant trois ou quatre mois à l'iodure de potassium, les végétations disparissent, mais les pustules ainsi que les ulcères des amygdales résistent au traitement.

Rentré chez lui pour y passer un semestre, un médecin de la localité le soumet encore pendant plusieurs mois à l'iodure de potassium, mais inutilement les pustules résistent.

Rappelé à son régiment, toujours malade, A... entre à l'hôpital de Lorient, où il prend d'abord dix-huit fioles de liqueurs de Wauwieten, des bains sulfureux et plus tard, malgré que les amygdales fussent toujours ulcérées il est soumis à des frictions mercurielles. Tous les symptômes disparaissent encore, moins les ulcères des amygdales, et M. A... rentra dans sa famille en vertu d'un congé définitif. Il se croyait guéri complétement lorsque des douleurs violentes avec élancements se firent sentir aux jambes, aux bras, à la poitrine, etc. Ces douleurs augmentent malgré le camphre qu'on leur oppose, et elles envahissent tout le corps. Le malade éprouve des nausées, des oppressions, le crachement de sang parfois, et les pustules se montrent de nouveau, surtout au dos, les ulcères des amygdales persévèrent toujours, le malade éprouve un tremblement général, tel qu'il peut à peine tenir un corps à ses mains, qu'il lui semble marcher sur des cordes tendues, et qu'à chaque pas qu'il fait il lui semble qu'il tombe.

Dans cette position M. A... prend 16 bouteilles du rob de Laffecteur, les douleurs disparaissent ; Mais les tremblements s'aggravent, le malade marche comme s'il était ivre, il s'appuie contre les murs afin d'éviter des chutes, il éprouve des pertes de sensibilité momentanées des bras, des lassitudes accablantes ; puis M. A... qui avait déjà expectoré le sang continue de l'expectorer encore longtemps, il se forme un catarrhe pulmonaire qui s'aggrave, la toux est fréquente, l'expectoration très-abondante, les crachats sont verdâtres et les ulcérations que primitivement s'étaient formées aux amygdales persévèrent de sensibilité pendant que les pustules attestent la présence de la syphilis.

Tel est l'effet du mercure, non-seulement il ne détruit pas la maladie vénérienne la plus simple qui se serait guérie livrée à elle-même ; mais qui en luttant pendant cinq ans contre les efforts que l'organisme a produit à l'extérieur pour se débarrasser d'un principe de maladie ; amène les tremblements, des paralysies partielles, les douleurs les plus violentes, les nausées, des hémorrhagies pulmonaires, les symptômes de la phthisie et laisse encore les symptômes syphilitiques plus graves qu'ils ne l'étaient dès le début. Voilà votre mercure tant vanté, et le rob de l'affecteur, ce spécifique *si précieux*, prôné dans le public par toutes les trompettes de la Renommée, et dont le principal mérite fut toujours d'être un secret.

Tel est ce fait si commun dans la pratique et après un mois de traitement, il m'écrivait le 13 septembre 1849, qu'après avoir senti parfois son bras droit inanimé, la vie y revenait ; que ses mains étaient moins roides, sa marche plus certaine ; l'expectoration bien moins fréquente et abondante, et que les pustules étaient presque effacées.

Le 22 février 1850 le malade m'écrit encore que sa marche est complètement libre ; il ne me parle plus ni de pustules, ni d'ulcères, et il termine sa lettre en m'annonçant qu'il espère dans peu de temps retrouver sa santé première.

14ᵉ OBSERVATION. — Le 4 novembre 1847, je fus consulté pour le cas suivant. Je vais extraire de cette lettre les passages qui suivent.

« Monsieur, pour vous mettre au courant je suis obligé de remonter à une époque assez éloignée ; mais je crois inutile de vous rendre compte d'une infinité de détails que vous pourrez facilement du reste vous figurer d'après le tableau rapide que je vais tâcher d'esquisser à vos yeux de la manière la plus claire qu'il me sera possible.

Je me suis marié en 1840, à l'âge de 25 ans ; un an avant mon mariage j'avais contracté une maladie syphilitique qui ne fut qu'imparfaitement guérie, puisque ma femme accusa des symptômes qui nous effrayèrent d'autant plus qu'elle était enceinte.

J'eus recours au médecin qui me traita avant son mariage, et le traitement fut ponctuellement suivi. Ma femme accouche d'une petite fille qui n'apporte en naissant aucun signe de maladie, ce qui dura un mois. Au bout de ce temps, il apparaît de petits boutons qui devinrent des plaies, puis les grosseurs sur plusieurs parties du corps, qui devinrent autant de plaies très-larges ; cet enfant vécut trois à quatre mois environ, après n'avoir vécu que dans des souffrances horribles.

Ma femme voulait nourrir elle-même son second enfant, qui, en naissant, n'apporta comme le premier aucun signe de maladie, mais qui ne vécut que treize jours, et devint tout noir et défiguré après la mort.

Nous suivîmes à cette époque pendant plusieurs mois un traitement au rob du docteur Giraudeau de Saint-Gervais.

En 1845, ma femme accoucha d'un garçon qu'elle mit en nourrice. Cet enfant vint au monde sans aucun signe apparent de maladie. Au bout d'un mois il lui vint aux fesses une grande quantité de boutons qui formèrent des plaies ; la bouche devint aussi en mauvais état, ce qui l'empêchait de teter. Le médecin que j'ai cité plus haut ordonna un remède qui fit disparaître les plaies aux fesses, et l'enfant mourut.

Enfin, monsieur le docteur, le 6 août dernier, ma femme mit au monde un enfant mieux constitué que le premier, car il était plus gros, plus gras et plus fort. Cet enfant profita beaucoup jusqu'à l'époque où il lui vint partout le corps, en commençant par les fesses et surtout en cette partie, une infinité de petits boutons qui firent autant de plaies qui augmentaient de largeur. Ces boutons ont commencé à paraître il y a environ trois semaines ; sa bouche est en bon état et il tette très-bien ; cependant il est gêné quelquefois pour cette fonction, par je ne sais quoi qui lui bouche le nez et qui l'empêche de respirer en tetant. La nourrice le fit voir à un médecin qui ordonna les bains tièdes, les lavements au son de froment, et le sirop de chicorée pour boisson le matin à jeun.

C'est pour cet enfant, monsieur le docteur, que je vous prie de me donner une consultation. Je ne vous dis pas l'ardeur avec laquelle ma femme et moi désirons lui conserver la vie, vous le comprenez. J'ai foi en vous ; j'espère beaucoup de votre savoir. Soyez, je vous en supplie, prompt dans votre réponse autant que possible ; car l'état de l'enfant réclame de prompts secours. Faites tous vos efforts pour guérir mon fils et j'aurai pour vous une reconnaissance éternelle.

Dans cet espoir, j'ai l'honneur d'être, etc.

Tel est ce cas, et le 3 janvier 1848 le père m'écrivit :

« L'aspect de l'enfant est bien plus satisfaisant qu'il
» y a un mois, il n'a plus que quelques rougeurs aux
» fesses et au cou. Quelques jours après il était guéri,
» complétement guéri, et depuis il est resté tel. »

Plus bas, le père ajoute :

Le jour même que j'ai reçu votre dernière lettre, le pauvre enfant était si faible qu'il n'avait même pas la force de teter ni de crier ; nous lui avons fait prendre de suite tout ce que vous prescrivez, et une heure après il a bien repris le sein.

Toutes les observations que je cite sont autant de faits positifs ; mais je ne saurais retrouver tous les sujets, surtout ceux des 1ᵉʳ, 2ᵉ, 3ᵉ, 4ᵉ, 7ᵉ et 8ᵉ observation ; tandis que je puis montrer tous les autres sujets ou donner des renseignements positifs que l'on sera à même d'obtenir si on le désire.

Dans les faits qui précèdent, nous trouvons que M. Giraudeau de Saint-Gervais est, sous le rapport des succès, au niveau de ses confrères en empirisme, et cela ne peut être autrement quand on applique la même médication à des symptômes qui trop souvent n'ont pas la même cause et qui expriment des maladies essentiellement différentes, quoiqu'elles se ressemblent. Son remède est un secret enrichi d'un autre secret, de celui de Laffecteur ; mais pour être supérieur en médecine, il n'y a qu'un secret, celui de bien comprendre la nature des maladies, et avec cette arme sublime, les empiriques de toute espèce se trouvent effacés par la facilité des succès, et des cures admirables là où tout espoir d'éviter la mort est ravi.

Traitement.

Dans les mêmes faits qui précèdent, nous trouvous aussi M. Ricord, autre docteur non moins renommé que son confrère de la rue Richer, marchant sur les traces du passé, et tenant d'une main hardie le drapeau de l'empirisme, ainsi que l'attestent ces mêmes faits. Pour mieux faire ressortir sa thérapeutique dans la syphilis constitutionnelle, je vais d'abord rappeler ses moyens curatifs dans les accidents syphilitiques primitifs.

Si malgré tous ces remèdes anodins dont l'empirisme se sert et que j'ai énumérés plus haut, la syphilis devient constitutionnelle, si elle multiplie ses symptômes M. Ricord, loin de se convaincre que le mal progresse parce qu'il l'ignore, appelle à son secours les remèdes de tout le monde, surtout les sudorifiques, et le mercure sous toutes les formes, et avec cette marche, si j'en juge d'après le passé, vous aurez le malheur, après avoir torturé les malades par le fer, la pierre infernale, le copahu, le feu et les excisions, d'ajouter aux pustules, aux rhagades, aux crêtes de coq, aux ulcères, un surcroît de gravité, l'engorgement des gencives; la perte des dents, la gastrite, la folie, la paralysie, la phthisie et une foule d'autres maladies mille fois plus terribles que la syphilis. Enfin, si le mercure échoue, M. Ricord conseille d'être empirique, ce qu'il n'a jamais cessé d'être, ce qui fait que, si vous êtes martyr de l'amour, vous le serez encore des charlatans.

En résumé M. Ricord assimile la syphilis à la morsure du chien enragé ou à la piqûre de la vipère; dans toute syphilis, il n'admet pour cause que des virus; pour lui point de prédisposition organique; la nature suit ici une marche irrégulière, et partant de cette opinion, les caustiques sont d'abord les seuls remèdes, et les plus violents sont les plus efficaces pour guérir le chancre. Il aurait désiré se servir du fer rouge, mais le fer effraie les malades, et il ne conseille que la pierre infernale. Bien plus, pour effrayer sans doute moins les malades, il regarde le fer rouge et la potasse comme des *antiphlogistiques*. M. Ricord voit de travers en assimilant la syphilis à la rage; car les symptômes syphilitiques sont visibles, ils sont un remède contre le mal qui est intérieur, ainsi que je l'ai écrit plus haut, et par conséquent, par la cautérisation, au lieu de guérir il agrandit le mal local, il le rend plus grave, et avec ce surcroît de douleurs il détermine ensuite les bubons, cent fois plus dangereux que le mal même, ce qui ne saurait être dans la rage. Ensuite regarder le fer rouge et la pierre infernale comme des antiphlogistiques, l'idée est neuve! M. Ricord aurait préféré l'excision du point organique primitivement affecté, et ce conseil ne me rappelle pas mal les pauvretés du docteur Serres dans le traitement de la variole. Si le chirurgien des Capucins avait été un peu plus investigateur, en voyant que la plaie qui reste après l'excision du prépuce se convertissait en chancre, l'expérience l'aurait détourné d'une semblable opinion, qu'il aurait encore moins émise s'il avait possédé des principes généraux et le talent d'observer, au lieu de se montrer le copiste outré d'empiriques maudits.

Même opération pour l'origine du bubon et pour le guérir; on cherchera à le faire avorter comme le chancre, toujours afin d'anéantir le virus: on le couvrira d'un vésicatoire, et, l'épiderme enlevé, on couvrira encore la tumeur d'un plumasseau enduit d'un liquide caustique, afin de produire les eschares ou la gangrène, tandis qu'on regarde le bubon phlegmoneux comme dangereux.

La plaie faite, viendront les plumasseaux enduits d'onguent mercuriel, ensuite, comme pour le chancre, le mercure à l'intérieur, et si le malade passe des semaines entières étendu dans son lit, ce ne sera pas la faute du chirurgien, qui s'est montré également barbare et empirique; mais pour expliquer tant de souffrance, on admettra l'absorption d'un virus terrible.

Pour la blennorrhagie aiguë, M. Ricord repousse le mercure dans ses volumes; mais dans ses consultasiens, M. Ricord diffère et l'appelle à son secours. poursuivant toujours le virus, il conseille des injections caustiques dans le canal de l'urètre afin d'atteindre son noble but; mais la nature, pour détruire la maladie, irrite le canal de l'urètre; si on l'excite par des caustiques, on expose le malade à des maladies graves qui causent des souffrances atroces, et néanmoins, s'il survient des phlegmasies violentes, des hémorrhagies, des rétrécissements du canal, des catarrhes de vessie, des fistules urinaires, on oubliera tout ces maux pour ne penser qu'à la mort du virus.

S'emparer des vieilles idées, donner à la syphilis un virus chimérique pour cause, comme les empiriques; ne rien comprendre à la nature de la syphilis en la montrant comme un monstre occupant en médecine une place qui ne se rapproche de celle d'aucune autre maladie; et conserver avec ces plates erreurs une médication honteuse pour la raison et flétrie par les suites les plus désastreuses; tel est M. Ricord.

Si M. Ricord ne fait que multiplier la même médication, quand la maladie mul-tiplie ses symptômes, nous, toujours guidés par nos principes que la nature nous montre aussi évidente que les tours de Notre-Dame; nous l'abordons comme les accidents syphilitiques primitifs, puisque la syphilis constitutionnelle n'est que cette maladie devenue plus étendue, et ici comme là la nature bien comprise, les cures loin de se faire attendre, arrivent comme d'inspiration.

Par ces faits que j'ai cités, j'ai prouvé d'abord qu'en isolant la syphilis comme on le fait on n'entend rien à sa nature, et qu'en faisant pour elle seule, une médication à part, l'on est mille fois plus dangereux que le mal même. Comparant ensuite la médication empirique sur les mêmes sujets dans les cas de syphilis les plus graves à la médication naturelle, il a été évident que si la syphilis dépendait d'un virus, et que ce virus ne peut être détruit que par le mercure et l'attirail médical qui le seconde, il est évident, dis-je, que je n'aurais pu obtenir aucun succès, tandis que le contraire ayant eu lieu, je suis en droit d'en conclure que ce qu'on nomme virus est une chimère, que la syphilis est complétement ignorée, et qu'avec la théorie qu'on émet sur ses causes, et la médication qu'on emploie pour la combattre, l'on est dans une barbarie qu'on ne saurait assez flétrir.

Partant des faits, il est évident qu'il faut rallier la syphilis à des principes généraux afin que l'on connaisse sa nature; qu'il faut la classer à côté des maux auxquels elle ressemble plus qu'elle n'en diffère, afin que par les connaissances des uns on arrive à celle de l'autre, et que celle-ci ne soit plus dans le plan général de la science une exception, une anomalie qui détruit ce plan, et rend cette science empirique.

Partant de cette opinion, si l'on eût ensuite observé les variétés de symptômes dits syphilitiques, on eût d'abord admis qu'on était prédisposé à la syphilis comme on l'est à d'autres maladies dans certain âge de la vie, ce qui rend tout préservatif inutile, et que ce n'était que sous l'influence du plaisir vénérien qu'elle se développait. Est-ce que l'on ne remarque pas tous les jours des individus qui sont sujets à des catarrhes de cerveau et de la poitrine, tandis que d'autres en sont exempts? Même exemple pour le crachement de sang, pour le dévoiement; et pourquoi ne voudriez-vous pas qu'il en fût de même pour la syphilis? Est-ce que la nature est jamais en dehors d'une marche générale? Jamais, sinon le monde serait un chaos. Sous l'influence de diverses saisons les humeurs sont refoulées à l'intérieur ou rappelées au dehors, et selon la prédisposition organique qui existe, selon que l'on est plus ou moins apte à supporter ces révolutions continuelles, les poumons restent sains, ou accusent tantôt des rhumes, tantôt des crachements de sang; tantôt la peau rougit et se couvre de boutons ou de dartres; et pourquoi voudrait-on que sous l'influence vénérienne le pénil fût exempt de tous ses maux, ou qu'il ne les dût toujours qu'à une cause chimérique?

Souvent ces prédispositions à la syphilis sont très-prononcées, parfois à peine, et de là vient que dans le premier cas la syphilis est si fréquente, et si rare dans le second, quelquefois si violente, d'autres fois si bénigne. Selon cette prédisposition et les influences diverses qui agissent sur elle, la syphilis se montre sous mille formes diverses. Quelquefois c'est à la suite d'une cohabitation impure qu'elle paraît; mais qu'importe que la variole naisse à la suite d'une prédisposition ou à la suite du contact d'un homme qui en est atteint avec celui qui en est exempt, mais qui est prédisposé à cette maladie? elle n'en est pas moins la variole. Pourquoi n'en serait-il pas de même de la syphilis, soit qu'elle naisse à la suite d'une prédisposition sous l'influence du plaisir vénérien pris avec une personne saine ou malade, l'influence n'en existe pas moins. D'ailleurs si la maladie vénérienne était le résultat d'un virus, une foule d'hommes, qui embrassent la même femme affectée de chancres ou de blennorrhagie, devraient être tous atteints de la syphilis, et que dit l'expérience? Que le nombre d'individus qui s'expose est immense et que celui qui est affecté est minime, ce qui ne serait pas si la syphilis était dues à un virus. Ensuite est-ce que la muqueuse du gland n'est pas une peau très-protectrice contre les corps étrangers, et pourquoi voudrait-on quelle perdit cette qualité quand il s'agit de syphilis? Encore une fois le virus, tel qu'on le fait, ne sert qu'à voiler notre ignorance sur la nature de la syphilis.

Il est incontestable que la syphilis paraît surtout dans les premières années des fonctions génératrices, et qu'ainsi elle est due à une prédisposition à la maladie que développe le plaisir vénérien. Il est vrai aussi de dire qu'elle varie dans ses symptômes selon que l'individu a son physique sain ou détérioré, ou bien selon que les rapports naturels du malade sont plus ou moins altérés, ou que sa médication est plus ou moins funeste. Les beaux faits que j'ai cités plus haut ne laissent nul doute sur cette vérité, et partant des principes de la médecine naturelle, on doit donc agir sous le rapport du traitement comme dans les autres maladies.

Ainsi, un œil s'irrite d'abord, et puis s'enflamme sous l'influence d'une lumière trop vive; quelquefois les yeux sont très-délicats comme chez le nouveau-né, alors l'inflammation paraît avec force, et en quelques jours il se forme souvent des ulcères qui tuent la vision. Même phénomène pour la peau: tantôt il se forme de simples rougeurs, et tantôt des boutons graves sans la moindre fièvre, comme dans certains érysipèles gangreneux, selon que les excitants de la peau sont plus ou moins forts ou que la peau est très-disposée à s'altérer. Même fait pour l'organe générateur: tantôt l'action du plaisir est trop forte pour l'organe à l'état normal, et tantôt cet organe naturellement délicat, ou affaibli par une inaction trop prolongée, ou par des excès presque continuels s'irrite sous l'influence du plaisir vénérien, même léger, et devient le siége des maladies syphilitiques plus ou moins graves. Le simple bon sens devient votre médecin dans les maladies de l'œil et de la peau que je viens de citer, et pourquoi ne le deviendrait-il pas pour les maladies des organes générateurs dont je viens de parler?

Une fois les maladies formées, elles s'aggravent encore ou restent stationnaires, ou deviennent mortelles, selon qu'on aggrave les causes, ou qu'on les conserve au même degré, ainsi que les maladies cutanées, des yeux, etc., nous en donnent l'exemple, et n'en est-il pas de même des organes de la génération?

Tenons le même langage pour la médication. Si vous savez guérir un ulcère cutané indépendant de toute cause syphilitique, pourquoi ne sauriez-vous pas guérir un ulcère vénérien, puisque dans l'un comme dans l'autre, vous avez des expressions organiques qui vous indiquent la nature du mal. Ainsi, chez L..., cité à propos de la syphilis constitutionnelle, les surfaces ulcérées sont noires en quelque sorte, et alors nous avons cette preuve que les capillaires sanguins sont accablés, puisqu'ils ne peuvent se débarrasser de leur excitant propre le sang; qu'il en est de même de tout l'organisme primitif, puisqu'il existe une fièvre lente; et certes alors votre premier rôle est bien facile à jouer dans ce cas, en suivant toujours les principes de la médecine naturelle.

Chez M. T..., l'organisme se décompose, les bords de l'ulcère, qui traverse la joue, sont d'une pâleur blafarde, et les capillaires sanguins semblent ne plus exister pendant néanmoins qu'il éprouve une fièvre lente, continue, comme le malade précédent, et partant toujours de l'expression organique qui peint la douleur, il est facile, comme on voit, de déterminer la médication, qui ne saurait avoir rien de commun avec celle admise, ainsi que le prouvent ses résultats.

Dans le bubon on doit non moins agir selon l'expression organique. Ainsi, chez une personne maigre, votre médication ne sera pas la même que chez un individu doué d'un grand embonpoint, si l'on tient compte du développement de cette inflammation et de la marche qu'elle suit, quand, passée à l'état de plaie, elle se cicatrise. Si le bubon est compliqué de carie, certes, en se rappelant la nature de l'expression de l'organisme, la médication variera encore, et vous serez loin de recourir à l'affreux empirisme actuel, ainsi que le prouve M. N..., à Bordeaux.

Pour résumer mes idées, je place le tableau suivant afin que le lecteur puisse les apprécier rapidement.

MÉDECINE NATURELLE

COMPARÉE A LA

MÉDECINE ORDINAIRE OU EMPIRIQUE,

SOUS LE RAPPORT DES SUCCÈS ET DES FRAIS DE TRAITEMENT.

§ 1. De la médecine ordinaire ou empirique sous le rapport des succès du traitement.

1º **Blennorrhagie aiguë chez l'homme.** — Douleurs, vives en général, pendant une quinzaine ; parfois rebelles ; six semaines à deux mois d'existence, en général ; souvent de longue durée et complications dangereuses, telles que ulcères à la gorge, à la peau, ophthalmies, pustules, etc., etc. Pour médication : copahu, cubèbe, injections caustiques, doses mercurielles, etc.

2º **Blennorrhagie bâtarde aiguë.** — Durée souvent longue et parfois complications graves.

3º **Blennorrhagie chronique.** — Très-difficile et très-longue à guérir, emploi plus ou moins continu des remèdes précédents.

4º **Blennorrhagie aiguë chez la femme.** — Douleurs prolongées et complications graves; parfois très-difficile à guérir. Traitement tel que dans la blennorrhagie aiguë chez l'homme.

5º **Blennorrhagie chronique chez la femme.** — Cette maladie est très-rebelle aux moyens empiriques, et dure souvent des mois, même des années.

6º **Chancres.** — Longs à guérir, complication grave de la syphilis constitutionnelle. Cautérisation, mercure, sudorifiques pour traitement.

7º **Maladie vénérienne constitutionnelle.** — Excroissances syphylitiques, pustules, végétions, ulcères de la peau, de la bouche, de l'arrière-bouche, etc. — D'une durée longue, souvent de deux ou trois ans et plus, ou réputée incurable ou mortelle. Complications graves, telles que la gastrite, les maladies des poumons, la folie, la paralysie, etc. Pour traitement caustiques, mercure, excision des excroissances, sudorifiques, et si le mal résiste, tout le charlatanisme connu.

§ 2. De la médecine ordinaire ou empirique sous le rapport des frais du traitement.

Si on considère que la médecine ordinaire ou empirique a recours, dans le traitement de la syphilis, à des médicaments nombreux et de haut prix, que les honoraires des hommes de l'art sont élevés, que trop souvent la maladie ne disparaît que très-lentement, surtout lorsqu'elle se complique de symptômes constitutionnels, il est évident que le traitement de cette maladie cause de grands frais, surtout à la classe ouvrière, qu'elle prive de travail et qu'elle réduit trop souvent à chercher sa guérison dans les hospices.

Ces frais s'élèvent en général, sous la direction de l'homme de l'art le plus modeste, en y comprnant ses honoraires, à 75, 100, 200 et même 300 francs, selon la position sociale que l'on occupe dans la classe ouvrière ou bourgeoise.

Si, au contraire, la syphilis est constitutionnelle, elle dure des mois, des années; alors les frais sont énormes, et il n'est pas rare de rencontrer des individus qui ont dû leur ruine aux frais des traitements qu'ils avaient suivis pour obtenir la guérison.

§ 1. De la médecine naturelle sous le rapport des succès du traitement.

1º **Blennorrhagie aiguë chez l'homme.** — Douleurs violentes calmées en général plus rapidement ; guérison prompte, vingt à trente jours en général ; pas de complications, et pour traitement ni copahu, ni cubèbe, ni mercure, etc.; récidive très-difficile.

2º **Blennorrhagie bâtarde aiguë.** — Toujours amélioration en vingt-quatre heures, guérison en quelques jours, et jamais aucune espèce de complication.

3º **Blennorrhagie chronique.** — Curable en peu de temps sans mercure, ni copahu, ni sudorifiques.

4º **Blennorrhagie aiguë chez la femme.** — Douleurs toujours calmées en quelques heures; guérison prompte sans copahu, ni cubèbe et pas de complication à craindre.

5º **Blennoorrhagie chronique chez la femme.** — Facile à guérir et souvent dans un seul mois à six semaines.

6º **Chancres.** — Prompts et faciles à guérir. Ni complication, ni cautérisation, ni mercure, ni sudorifiques, etc.

7º **Maladie vénérienne constitutionnelle.** — Excroissances syphylitiques, pustules, végétations, ulcères de la peau, de la bouche et de l'arrière-bouche. — Amélioration en quelques jours, guérison presque constante en un mois, à 45 jours lors même qu'elle dure depuis des années. Pas de complications. Mercure, cautérisation, sudorifiques, etc., bannis ainsi que les excisions.

§ 2. De la médecine naturelle sous le rapport des frais du traitement.

Si on considère que la médecine naturelle attaque le mal dans sa source, qu'elle en évite les complications, que la médication qu'elle emploie est peu coûteuse, il est évident que, tant que la syphilis est simple et par conséquent à l'état de blennorrhagie ou de chancre, elle ne saurait durer en général plus de quinze à trente jours et souvent moins, et c'est dire qu'elle est peu coûteuse. D'après s'expérience que j'ai, le traitement, en payant largement les honoraires de l'homme de l'art et les médicaments, tous les frais ne peuvent s'élever, pour le traitement entier, au delà de 15 à 20 fr. pour l'ouvrier, et de 30 à 40 ou 50 fr. pour l'individu qui appartient à une classe supérieure ou bourgeoise.

Si la syphilis est constitutionnelle, comme elle dure plus que la syphilis primitive, et, en payant moitié plus environ, on paye encore largement, surtout en donnant la faculté à tous les malades qui se rendent dans votre cabinet de payer partiellement ou à volonté les honoraires.

Disons plus : c'est que, si la médecine naturelle était adoptée, on pourrait se dispenser d'entretenir à grands frais des hôpitaux pour les vénériens, en distribuant à domicile quelque assistance à ceux qui seraient dénués de toute ressource; et, en agissant ainsi, l'on épargnerait non-seulement une infinité de maux, mais encore des sommes énormes.

Bref la syphilis, soumise à des principes naturels, a sa place dans le sein des autres maladies, au lieu d'être une exception; ses causes sont appréciables au lieu d'être mystérieuses; son caractère est simple comme celui de la maladie la plus bénigne au lieu d'être monstrueux; sa médication, loin d'être une composition de mercure et de drogues les plus dangereuses, est plus simple encore que celle de la maladie la moins redoutée; sa guérison est prompte et exempte de complications même dans les cas les plus graves, au lieu d'être longue, douloureuse, très-souvent incurable et parfois mortelle; ses frais, loin d'être exorbitants, sont très-minimes; et, enfin, *considérée comme inhérente à la nature de l'homme, il n'est pas plus honteux d'en être atteint que d'accuser un simple rhume de poitrine ou toute autre maladie.*

M. Ricord écrit qu'au temps de l'un de ses derniers prédécesseurs, il se présenta à l'hôpital des Vénériens un homme qui se disait possesseur d'un préservatif contre la syphilis; que ce secret fut expérimenté avec le succès le plus complet; que néanmoins il ne fut pas accepté et que son auteur l'a emporté dans la tombe.

M. Ricord se *montre affligé de cette perte,* malgré que les préservatifs ne soient que des rêves bien creux, et je me suis empressé de lui envoyer mon mémoire et la lettre suivante :

A M. RICORD,
Chirurgien à l'Hôpital des Vénériens.

Monsieur,

J'ai l'honneur de vous adresser un exemplaire du mémoire que je viens de publier sur la maladie vénérienne. Si j'ai fait intervenir votre nom dans cet écrit, c'est parce que vous enseignez et pratiquez dans un établissement public les idées émises sur cette maladie. Je les ai combattues parce que je suis convaincu qu'elles sont essentiellement dangereuses; les faits que je possède et que je puis renouveler à volonté me donnent cette conviction. Comme il est de l'intérêt général que ce que j'avance soit constaté ou démenti d'une manière positive, je suis prêt à adopter tous les moyens que vous croirez les plus convenables en dehors de votre hôpital pour obtenir ce résultat, en prenant l'engagement de supporter tous les frais de nourriture et de médication que réclamerait l'état des malades sur lesquels on vérifierait ce que j'avance, et de publier mes erreurs si ma théorie est démentie.

En attendant de vous une réponse dans quelques jours, agréez, monsieur, mes sentiments de considération.

Paris, le 19 mars 1850.

Telle est cette lettre, lecteur, jugez ! Mais l'homme qui *accusait ses prédécesseurs d'être des bornes,* est comme ses prédécesseurs, il est atteint de *paralysie quand il s'agit de vérités essentielles.* Mais actuellement les paralysies ne sont pas incurables, et si à l'aide de piqûres exercées sur les Andral, les Bouillaud, les Cruveilhier et autres génies, tous enfants du même père, Broussais, de sanglante mémoire, *ces génies maudissent le passé, et se sont convertis à nos idées,* espérons que le docteur Ricord, en subissant le même traitement, rejettera le copahu, le mercure et tout l'empirisme qu'il prône, et adoptera la médecine naturelle, en maudissant le docteur Bénech, afin, comme ses confrères, de paraître l'inventeur de ce qu'il ignore.

En attendant, lecteur, craignez la syphilis et plus encore le dégoût et le danger de l'empirisme de M. Ricord.

⟶◦◦◦⟵

OUVRAGES DU DOCTEUR BÉNECH.

1º **EXAMEN GÉNÉRAL DES CONNAISSANCES DE LA NATURE DES MALADIES ET DE LEUR TRAITEMENT** chez les anciens et les modernes, précédé du Tableau du médecin, du Plan du Traité de pathologie naturelle et générale, et suivi des Principes de cette science, ainsi que de la critique des erreurs émises de nos jours par les professeurs de la Faculté de médecine de Paris, tels que les Andral, les Bouillaud, les Rostan, etc.

2º **SUPÉRIORITÉ DE LA MÉDECINE NATURELLE PROUVÉE** par des milliers de cures inconnues jusqu'à ce jour, surtout dans les maladies chroniques, telles que la gastrite, les maladies nerveuses, de poitrine, syphilitiques, etc. — 1 vol. in-8º compacte de près de 500 pages. Prix : 5 fr. pour Paris, et 7 fr. pour les départements.

3º **CHOLÉRA-MORBUS**, ses véritables causes, ses symptômes, ses préservatifs et sa médication. Cet opuscule détruit une foule d'erreurs et mérite d'être lu. — Prix : 50 cent. et 55 cent. par la poste.

4º **PATHOLOGIE NATURELLE GÉNÉRALE.** Les deux premiers volumes paraîtront incessamment.

Chez l'Auteur, rue de Valois-Palais-National, 7, à Paris.

PARIS. — TYPOGRAPHIE PLON FRÈRES, RUE DE VAUGIRARD, 36.

www.ingramcontent.com/pod-product-compliance
Lightning Source LLC
LaVergne TN
LVHW050303030726
842520LV00006B/2558